《黄帝内经》十二时辰和二十四节气养生

赵建新 主编

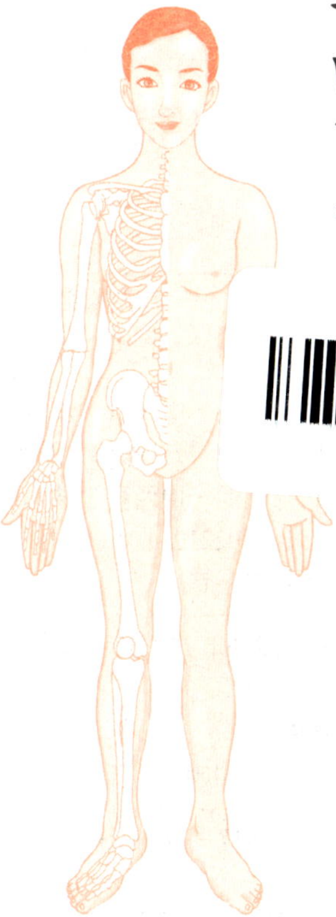

山西出版传媒集团
山西科学技术出版社

天天健康

图书在版编目(CIP)数据

《黄帝内经》十二时辰和二十四节气养生/赵建新主编.—太原：山西科学技术出版社，2014.7（2025.5重印）

（天天健康）

ISBN 978-7-5377-4851-3

Ⅰ.①黄… Ⅱ.①赵… Ⅲ.①《内经》-养生（中医）Ⅳ.①R221

中国版本图书馆CIP数据核字（2014）第124259号

《黄帝内经》十二时辰和二十四节气养生

主　　编　赵建新

出版策划　阎文凯　　责任编辑　郝志岗

文图编辑　冷寒风　　美术编辑　王道琴

出　　版　山西出版传媒集团·山西科学技术出版社

（太原市建设南路21号　邮编：030012）

发　　行　山西出版传媒集团·山西科学技术出版社

（电话：0351-4922121）

印　　刷　文畅阁印刷有限公司

开　　本　787毫米×1092毫米　1/32　印张：8

字　　数　150千字

版　　次　2014年7月第1版

印　　次　2025年5月第5次印刷

书　　号　ISBN 978-7-5377-4851-3

定　　价　39.00元

前言

《黄帝内经》是中国第一部中医理论经典，第一部养生宝典，也是第一部解释生命规律的百科全书。

十二时辰和二十四节气养生即法时养生。《黄帝内经》中讲的“法”即“效法”“遵守”之意，“时”即“时辰”和“节气”，按照十二时辰生物钟和二十四节气候变化规律，调整饮食、作息，可达到天人合一的养生目的。自然的运动与人体五脏六腑之气的运动是相互对应的。遵循自然的变化规律，科学调整人体脏腑器官的作息活动，可以帮助我们强身健体，延年益寿。

天人合一是中医养生的基本原则，每天按照自然规律来生活，按生物钟在适合的时间做该做的事，以保养我们的先天真元，才能减少疾病的发生。一天之中有十二时辰，一年之中有二十四个节气，人类脏腑功能的活动、气血的运行、机体的变化、疾病的发生等都与其有着密切的联系。所以人体生物钟的节律养生既要符合一天十二时辰的规律，还要适应一年二十四节气的变化。本书从十二时辰与二十四节气入手，通过研究《黄帝内经》中的养生智慧，挖掘藏在十二时辰与二十四节气里的养生法则，以便运用到日常生活中，根据十二时辰与二十四节气来调整身体的脏腑平衡、阴阳平衡，唤醒人体自我修复潜能，从而做到顺时养生。

《黄帝内经》主张人的生活习惯应该符合自然规律，将十二地支作为每日节律，用来说明人体一昼夜中阴阳消长、盛衰的情况，即每日的十二个时辰，对应人体十二条经脉，环环相扣，十分有序，并依据于此，将良好的生活方式与规律作息结合，总结了十二时辰养生法。

有几千年历史的二十四节气养生是中医养生的瑰宝，为中华民族的健康做出了杰出的贡献。根据《黄帝内经》的理论，人与自然界是“天人相应”“形神合一”的整体，掌握二十四节气变化的规律，以大自然的四时变化来调节人体的五脏气血，能使人保持健康长久的生命活力。

全书在《黄帝内经》的基础上，结合现代科学，以通俗易懂的语言，将最简便、易行、实用的养生方法奉献出来，希望可以帮助读者全面掌握祛病延年的秘诀。

第一章

《黄帝内经》十二时辰养生法

1

第一节

子时养护胆经 (23：00－1：00)

气血流注，保护体内的暖阳

- 子时胆经当令／2
- 调畅胆气能促进健康和睡眠／5
- 胆汁分泌正常，脾胃消化才有保障／6
- 胆经的日常锻炼和养护——敲胆经／7
- 按揉胆经穴位巧治小病／8

第二节

丑时养护肝经 (1：00－3：00)

深度睡眠，让生命之树常青

- 丑时肝经当令／10
- 深度睡眠让肝血推陈出新／13
- 丑时养好肝血，预防春困／14
- 肝是女子的先天／15
- 怒伤肝，有了火气一定要发出来／18

第三节

寅时养护肺经 (3：00－5：00)

天亮起身，令气血整装待发

- 寅时肺经当令／20
- 寒气最易袭肺，清晨防着凉／23
- 肺经顺畅，人体气血分布好／23
- 肺是全身新陈代谢的总管／25

第四节

卯时养护大肠经 (5：00－7：00)

排出毒素，轻微运动保健康

- 卯时大肠经当令／26
- 排便是对大肠经最好的照顾／29
- 卯时养生经／32
- 按摩大肠经预防疾病／33

第五节

辰时养护胃经 (7：00－9：00)

营养早餐，饭后百步促消化

- 辰时胃经当令／36
- 御寒暖胃的饮食之道／39

保持胃经通畅，拒当“黄脸婆”／41
按摩胃经上的重要穴位／43

第六节
巳时养护脾经（9：00－11：00）
分解食物，为人体的后天之本
巳时脾经当令／46
脾为后天之本／49
健脾法助你远离“思伤脾”／50
健脾也是在健脑／51
敲打脾经的妙法／52
按摩保养脾经的要穴／54

第七节
午时养护心经（11：00－13：00）
睡好午觉，护好人体的君主
午时心经当令／56
午时小睡，可顺利消减心火／59
喜乐有度好养心／61
按摩心经上的重要穴位／62

第八节
未时养护小肠经（13：00－15：00）
充足营养，让肠道气血顺畅
未时小肠经当令／65
保障小肠经得到充足营养／68
上班族打通小肠经，消除颈肩酸痛／70
刺激后溪和前谷，通小肠祛心火／72

第九节
申时养护膀胱经（15：00－17：00）
喝水养生，长久保持健康活力
申时膀胱经当令／74
多喝水，膀胱排毒效果好／77
申时“动汗法”，健身除病有奇效／78
顺时而为，在最佳时间施治效果最佳／79

第十节
酉时养护肾经（17：00－19：00）
休息调养，储藏脏腑的精华
酉时肾经当令／81
肾气足，福运长寿来／84
从肾主水液判断是否肾虚／85
老人酉时练逍遥步／86
常推肾经，生命之水长盛／88

第十一节
戌时养护心包经（19：00－21：00）
静心养神，与心脏“拉好关系”
- 戌时心包经当令／90
- 心包经是让人快乐的经络／92
- 揉捏心包经，呵护心脏／94
- 按摩心包经上的重要穴位／96

第十二节
亥时养护三焦经（21：00－23：00）
准备睡眠，养阴育阳留住青春
- 亥时三焦经当令／98
- 亥时入睡葆青春／101
- 三焦通畅血脉清／102
- 元气通达头脑灵／104

第二章
《黄帝内经》二十四节气养生法
107

第一节
立春
助阳生发，激发生命原动力
- 《黄帝内经》立春养生法／108
- 立春节气的气候变化／108
- 立春节气的人体反应／109
- 立春节气的养生原则／110
- 宜辛甘发散，忌酸收之味／111
- 晚睡早起，春捂防寒，宜散步／112
- 按摩阳池穴、中渚穴和天井穴／113

第二节
雨水
谨防寒湿，养肝莫忘调脾胃
- 《黄帝内经》雨水养生法／114
- 春雨纷飞，润物无声／114
- 雨水节气的人体反应／115
- 雨水节气的养生原则／116
- 保暖调神，平和心气／117

第三节
惊蛰
排毒祛邪，警惕肝病的侵扰
- 《黄帝内经》惊蛰养生经／118

惊蛰节气的气候变化／119
惊蛰节气的人体反应／120
惊蛰节气的养生原则／121
温热健脾，多甘少酸／121
养眠忌怒，多做和缓运动／122

第四节

春分

天门开户，顺势养阳正当时

《黄帝内经》春分养生经／124
春分节气的气候变化／124
春分节气的人体反应／125
春分节气的养生原则／125
健脾祛湿，温补阳气，寒热均衡／126
注意温差，消除不良情绪／127

第五节

清明

踏青越野，与自然同气相求

《黄帝内经》清明养生经／128
清明节的气候变化／129
清明节气的人体反应／129
清明节气的养生原则／130
多吃新鲜蔬果，清补养肝／131
睡眠足，多备衣／132
按摩小肠经，拔罐治肩周炎／133

第六节

谷雨

调畅情志，健脾祛湿喜迎夏

《黄帝内经》谷雨养生经／134
谷雨节气的气候变化／135
谷雨节气的人体反应／135
谷雨节气的养生原则／136
疏肝清热，健脾祛湿／137
注意天气，早晚添衣／138
针灸治神经痛，浴足温经通穴／138

第七节

立夏

养护心脏，多饮汤水防心火

《黄帝内经》立夏养生经／140
立夏节气的气候变化／140
立夏节气的人体反应／141
立夏节气的养生原则／142
宜多吃清热生津的食物／143
多通风，多午睡，多做养心功／144
按摩内关穴养护心脏／145

第八节
小满
未病先防，清热除湿正当时

《黄帝内经》小满养生经 / 146
小满节气的气候变化 / 147
小满节气的人体反应 / 147
小满节气的养生原则 / 148
清淡健胃，多吃苦味食物 / 149
注意睡眠，不做剧烈运动 / 150
清心安神要按摩劳宫穴和中冲穴 / 151

第九节
芒种
天气炎热，清淡饮食是关键

《黄帝内经》芒种养生经 / 152
芒种节气的气候变化 / 153
芒种节气的人体反应 / 153
芒种节气的养生原则 / 154
饮食要清淡和忌辛热 / 154
勿露脊梁，多练调息功 / 155
按摩极泉穴，午睡护心经 / 156

第十节
夏至
调养身心，睡好午觉精神足

《黄帝内经》夏至养生经 / 158
夏至节气的气候变化 / 159
夏至节气的人体反应 / 159
夏至节气的养生原则 / 160
宜酸味和咸味食物 / 161
协调作息，温浴强身 / 162
老年病找神门穴和少府穴 / 163
中医小偏方治疗暑热痱子 / 164
多午休可防止“夏打盹” / 164
要调理夏天容易得的胃肠炎 / 165

第十一节
小暑
清心除烦，自我调理度苦夏

《黄帝内经》小暑养生经 / 166
小暑节气的气候变化 / 167
小暑节气的人体反应 / 167
小暑节气的养生原则 / 168
清凉消暑，多吃含钾和酸味食物 / 169
小暑节气的起居养生 / 170

中医小偏方助你三伏天轻松度苦夏 / 171

第十二节

大暑

谨防湿热，三伏天远离中暑

《黄帝内经》大暑养生经 / 172
大暑节气的气候变化 / 172
大暑节气的人体反应 / 173
大暑节气的养生原则 / 173
药补以清热补气为主 / 174
寡言养气，在家练养生功 / 175

第十三节

立秋

益肺生津，养收顺天地秋气

《黄帝内经》立秋养生经 / 176
立秋节气的气候变化 / 176
立秋节气的人体反应 / 177
立秋节气的养生原则 / 178
多吃生津润燥食物 / 178
早起早睡，静心练功 / 180
按阳陵泉穴护胆经，刮痧去阴暑 / 181
立秋要防肺燥 / 182
如何调理处暑易得的便秘 / 183

第十四节

处暑

调理作息，润燥慎防“秋老虎”

《黄帝内经》处暑养生经 / 184
处暑节气的气候变化 / 185
处暑节气的人体反应 / 185
处暑节气的养生原则 / 186
寒凉解秋燥，多喝水 / 187
早睡早起，防秋冻，多跑步 / 188
降压找阳陵泉穴和风池穴 / 189

第十五节

白露

养阴为先，早晚穿暖勿露身

《黄帝内经》白露养生经 / 190
白露节气的气候变化 / 191
白露节气的人体反应 / 191
白露节气的养生原则 / 192
勿太咸，补维生素，养阴润燥 / 193
多做运动，穿长衣长裤 / 194
多吃滋阴润燥之物可治白露多发的糖尿病 / 195

第十六节
秋分
地门闭合，补益肺气最重要
《黄帝内经》秋分养生经 / 196
秋分节气的气候变化 / 197
秋分节气的人体反应 / 197
秋分节气的养生原则 / 198
食粥润肠，滋润生津 / 199
秋分肺结核加重，食疗以润肺为主 / 200
秋分时节要预防枯草过敏 / 201

第十七节
寒露
天凉露重，防寒清咽避燥邪
《黄帝内经》寒露养生经 / 202
寒露节气的气候变化 / 203
寒露节气的人体反应 / 203
寒露节气的养生原则 / 204
多吃甘淡滋润的食物 / 205
顺节气分时调养，室内通好风 / 206
养护膀胱经，找委中穴 / 207

第十八节
霜降
寒邪来犯，避寒要防寒包火
《黄帝内经》霜降养生经 / 208
霜降节气的气候变化 / 209
霜降节气的人体反应 / 209
霜降节气的养生原则 / 210
少吃过热、辛酸和辛燥食物 / 211
刮拭膀胱经，天柱穴是关键 / 212
霜降时节哮喘易加重，食疗加刮痧治疗效果更佳 / 213
积极治疗霜降时容易复发的老寒腿 / 213

第十九节
立冬
重视养藏，藏阳气尤贵养肾气
《黄帝内经》立冬养生经 / 214
立冬节气的气候变化 / 214
立冬节气的人体反应 / 215
立冬节气的养生原则 / 215
进补有方，宜养肾防感冒 / 216
护肝经，按摩可强肾 / 217

第二十节
小雪
防寒健肾，还要清肠排毒素
《黄帝内经》小雪养生经 / 218
小雪节气的气候变化 / 219

小雪节气的人体反应 / 219
小雪节气的养生原则 / 220
宜温热、增苦的食物 / 220
保精防寒邪，常练干浴功 / 221
按摩太冲穴、肾俞穴和涌泉穴 / 222
中医良方治疗小雪时节易生的冻疮 / 223

第二十一节 大雪

温补避寒，驱寒保暖有讲究

《黄帝内经》大雪养生经 / 224
大雪节气的气候变化 / 225
大雪节气的人体反应 / 225
大雪节气的养生原则 / 226
食补以温热补益、养阳滋阴为主 / 227
防摔伤，早睡晚起，注意保暖 / 228
护肾经，宜泡脚通经 / 229

第二十二节 冬至

阳气初生，补肾填精不要省

《黄帝内经》冬至养生经 / 230
冬至节气的气候变化 / 230
冬至节气的人体反应 / 231
冬至节气的养生原则 / 231
增加糖类和维生素的摄取 / 232
防寒保暖，经常锻炼 / 233
治足跟痛靠太溪穴 / 234

第二十三节 小寒

温肾壮阳，年头年尾肾都强

《黄帝内经》小寒养生经 / 236
小寒节气的气候变化 / 237
小寒节气的人体反应 / 237
小寒节气的养生原则 / 238
忌燥热和寒凉，多苦少咸 / 238
正确锻炼很重要 / 239

第二十四节 大寒

防风御寒，壮腰健肾筋骨强

《黄帝内经》大寒养生经 / 240
大寒节气的气候变化 / 241
大寒节气的人体反应 / 241
大寒节气的养生原则 / 242
大寒食补宜辛温、藏热量 / 242
多晒太阳，保湿不能少 / 243

第一章

《黄帝内经》十二时辰养生法

第一节

子时养护胆经（23：00－1：00）

气血流注，保护体内的暖阳

子时胆经当令

胆经——子时值班的“法官”

子时（23：00－1：00）气血进入胆经。胆经旺，胆汁推陈出新。胆的生理功能是供应内脏胆汁，帮助食物消化代谢。不注意按时睡眠，会影响气血回流胆经。

从经络循行线路图上可以看出，胆经在侧头部循行分布异常密集，胆经气血异常容易出现头晕目眩、耳鸣、皮肤粗糙、胸胁疼痛、失眠多梦、易惊、忧愁、神经官能症等问题。所以成年人最好养成每天子时就寝的习惯，否则容易衰老。

胆经上的穴位

胆经单侧44个穴位（双侧共88个穴位），其中15个穴位分布在下肢的外侧，29个穴位在臀、侧胸、侧头部，首穴瞳子髎，末穴足窍阴。

胆经的循行

胆经的循行起于目外眦的瞳子髎穴。上行至额角，环绕侧头部，向下循行于耳后，至肩入缺盆，下至腋窝，过胸部到季肋，下行至髂关节环跳穴，再沿下肢外侧中间，经膝外侧腓骨前缘，外踝前方到足背。止于第四趾外侧端的足窍阴穴。

胆经的养生调理之道

子时阴气最盛，是一天之中最黑暗的时候，也是人体气血阴阳交替转换的一个临界点。阳主动，阴主静，此时最需要安静，不要熬夜，要及时上床睡觉。子时睡眠养胆效果最好，可以起到事半功倍的效果。俗话说，“宁舍一顿饭，不舍子时眠”。良好的睡眠可以让身体补充能量、恢复精力，有“养阴培元”之效，还能让头脑清醒起来。否则，胆经就会出现问题，表现为口苦、时常叹气、胸胁部作痛以致身体转动困难等。病情严重时，还会表现为面部毫无光泽，全身皮肤干燥，以及足外侧感觉发热等症状。胆的主要功能是储存、排泄胆汁，中医称“胆者，中精之府”，内藏清净之液，即胆汁。胆汁味苦，色黄绿，由肝之精气所化生，汇集于胆，泄于小肠，以助食物消化，是脾胃运化功能正常进行的重要条件。

《黄帝内经》说，“凡十一脏，取决于胆也”。全身气血取决于胆气生发。子时睡眠好了，对一大全关重要。理论上说，在胆经最旺的子时按摩胆经是最好的进补，但实际上，子时强调要熟睡。因为同名经同气相求，退而求其次，可以在手少阳三焦经经气旺时（就是晚上21：00－23：00），敲打或揉搓手足外侧的少阳经。

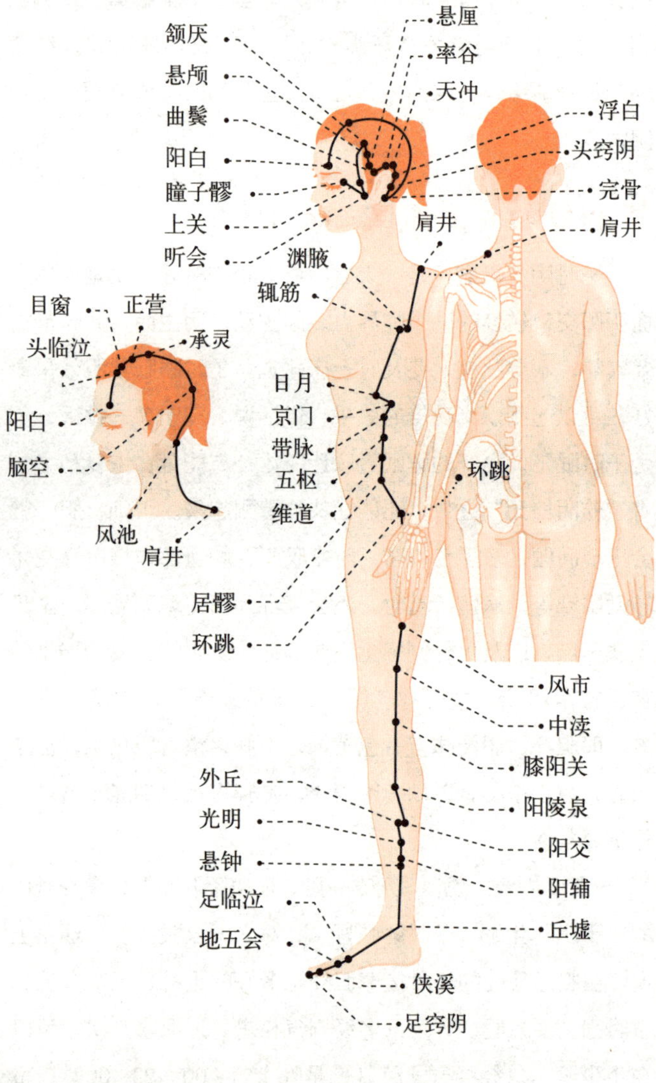

悬厘
颔厌
率谷
悬颅
天冲
曲鬓
浮白
阳白
头窍阴
瞳子髎
完骨
上关
肩井
听会
肩井
渊腋
辄筋
目窗
正营
承灵
头临泣
日月
阳白
京门
带脉
脑空
五枢
环跳
维道
风池
肩井
居髎
环跳
风市
中渎
膝阳关
外丘
阳陵泉
光明
阳交
悬钟
阳辅
足临泣
丘墟
地五会
侠溪
足窍阴

◆足少阳胆经

调畅胆气能促进健康和睡眠

调畅胆气不容易生病

《黄帝内经·素问》曰："勇者气行则已，怯者则着而为病也。"意思是说，同样有外来的恐吓，对勇敢的人来说，胆气行畅，恐吓引起的身体变化就消失了；而对于胆怯的人来说，胆气不畅，恐吓引起的身体不良变化就会留下来，逐渐形成各种疾病。所以胆气调畅了，就不容易因外界惊恐而生病。

现代医学表明，人体的情绪表现与一定的生理活动相联系，情绪的反应直接影响到人体的生理过程，惊吓、愤怒、不满、委屈等不良情绪因素会引起身体生理活动的异常，从而出现躯体疾病。对于胆气调畅的人，这些不良情绪不会影响到人体的生理过程，或者影响比较小，身体能够自行调节，消除或削弱不良情绪对生理过程的影响。

生病的人更容易胆气不畅

现代医学表明，人在疾病期，由于疾病的影响，也会产生相应的不良情绪。譬如，许多胆结石、胆囊炎等胆病患者都具有胆疾病本身的临床表现，如疼痛、胃肠不舒服、大便不顺畅、消化不良等。由此整日忧心忡忡，有胁肋疼痛就怀疑为肝癌，咽部不适就怀疑为喉癌、食道癌，头昏就怀疑为脑部肿瘤等，这些都是生病的人更容易胆气不畅的临床表现。

具体调畅胆气的方法有：在胆经旺盛的时辰进入睡眠，以保持愉悦心情，舒畅意志；经常敲击胆经的穴位，有针对性地补益胆气，祛除胆腑的郁热、痰湿等。

胆汁分泌正常，脾胃消化才有保障

护胆要注意：早上一定要吃早餐。如果不吃早餐，就会导致空腹的时间过长，胆汁分泌减少，长此以往不但会影响消化功能，还会增加患结石的风险。

脾胃和胆之间的关系

胆汁为肝之余气所化生。胆汁在肝内生成之后，在肝的疏泄功能作用下，流入胆囊。胆囊的作用主要是浓缩、储存和排泄胆汁。如果将肝脏比喻成胆汁的“生产工厂”，胆囊则是存放胆汁的“仓库”。正常情况下，胆囊除了存储胆汁，还会对胆汁进行“精加工”。当人体处于饥饿状态时，“仓库”的大门就会紧闭。而人在进食3～5分钟之后，胆囊就会开门放行，将存储的胆汁排入十二指肠，帮助消化吸收。而且肝胆的疏泄功能对脾胃升降也有促进作用。胆气足，胆汁分泌旺盛，脾胃升降有序，消化能力才强。如果胆汁不能正常生成和排泄，脾胃升降紊乱，就会出现食欲不振、恶心呕吐等症状。想减轻脾胃负担，就得保护好胆。

夜宵阻碍胆汁分泌

吃夜宵会阻碍胆汁的分泌，而且会让人发胖，对健康也有极大危害。很多人熬夜就会感到饿，肚子会发出“咕噜、咕噜”的声响，要吃夜宵才行。这是因为体内生发的阳气被消耗掉了，此时最重要的就是要养阳——睡觉养阳。人体只有静止不动，阳气才不会受到消耗，才能慢慢生发起来。如果人们在睡前吃了夜宵，肠胃就必须增加工作量去消化食物。肠胃运动，就得靠阳气的滋养，这样刚刚生发起来的阳气就会被消耗掉。胆为少阳脉，少阳之气生发不起来，就会影响胆的功能。长此以往，胆经就会出问题，胆汁的分泌就会减少，而胆汁是消化脂肪的得力干将，胆汁分泌不足，脂肪就会在体内沉积下来，人就会发胖。

胆经的日常锻炼和养护——敲胆经

敲胆经的作用

活气血，促胆汁分泌

敲胆经可促进胆汁分泌，增加气血。人体的能量来源于食物。人吃进去的食物，有一部分由胆汁分解成人体造血所需要的蛋白质。因此，如果胆汁分泌不足，则食物被分解成可供人体吸收的蛋白质就不够，也就不能满足人体造血所需的材料了。

调脏腑，理气机

敲胆经可以调理脏腑的气机，人体是一个升降出入气化运动的场所，肝气通达，气机调畅，则脏腑气机升降有序，身体才能达到平衡，如果气机不通畅，就会出现喜欢叹气的情况，这是因为叹气可以使气暂时稍稍通畅一些。

增强抵抗力

足少阳胆经是处于半表半里的，邪气侵犯人体往往会和正气在半表半里中进行抗争，这时人就会感到忽冷忽热。正气强，就会把邪气驱赶出去；如果正气虚，邪气就会长驱直入进入身体里，从而使疾病加重。敲胆经可以增强抵抗力。

敲胆经的方法及作用

方法：拍打胆经从臀部到膝关节这一段（大腿外侧正中间的那条线）。手握空拳，用掌面一侧从臀部往下顺着气血的流向（从上往下）缓慢拍打，直到膝关节处。两侧都要拍打。由于大腿肌肉和脂肪很厚，因此必须用力敲打，而且以每秒大约两下的节奏敲，才能有效刺激穴位。

作用：通过对胆经的敲打，起到通经活络的效果。

按揉胆经穴位巧治小病

阳陵泉穴——防治胆囊炎、胆石症

阳陵泉穴在小腿的外侧，具体位置在腓骨小头前下方凹陷处。它是胆经合穴，也是胆经气血最旺盛之处，与胆的联系最密切。有胆囊炎、胆石症的患者往往在这个穴位，或这个穴位下1寸位置的奇穴（胆囊穴）处有压痛（按压疼痛）或结节（皮肤下的小硬疙瘩）等异常反应。

研究表明，针刺阳陵泉穴可以使胆囊的收缩加强，胆管运动和排空能力增强，胆汁的流量明显增多。按揉穴位可以起到与针刺相似的效果，所以每天按揉阳陵泉穴，加按胆囊穴，可疏利肝胆之气，起到防治胆囊炎、胆石症的作用。

阳陵泉穴也叫作“筋会”，因为筋主持四肢和各个身体关节的运动，所以当身体的关节运动出现障碍时，比如偏瘫、膝关节炎、肩周炎、腕踝关节扭伤等，一定要按揉这个穴位，可以疏通经络，通利关节，促进机体的恢复。

光明穴——明亮眼睛，预防眼病

光明穴在腓骨前缘，外踝尖直上5寸的位置。将外踝尖与腘窝横纹间分成16份，外踝尖上第5份，腓骨的前缘即是。

中医理论认为肝主目，眼睛与肝密切相关，而肝与胆是相表里的脏腑关系，所以胆经上的穴也可以治疗眼病。

孙思邈在《千金翼方》中说，“凡诸孔穴，名不徒设，皆有深意”。此穴名正是来自于它的功效——可以使人眼睛明亮，恢复光明，才叫作光明穴。常按此穴，可使眼睛明亮，防治近视，消除眼疲劳，预防干眼病和老年白内障等。

风池穴——清脑明目，防治头痛

风池穴在脑后，用大拇指与食指沿着后项部的两条大筋（两侧斜方肌）外侧缘的凹陷向上推，当推至凹陷的上端，与后脑勺（枕外粗隆）下缘相齐平的位置便是风池穴，是风邪容易侵袭的地方。因此，冬天要戴围巾保护项部。

风池穴是疏散头部风邪的要穴，可以辅助治疗感冒、头痛、眩晕、目赤肿痛、鼻窦炎、耳鸣等，尤其针对各种类型的头痛疗效明显，平时按揉风池穴可以清头明目，提高学习及工作效率。可以用两手拇指的指腹在两侧风池穴同时按揉。

第二节

丑时养护肝经
（1：00－3：00）

深度睡眠，让生命之树常青

丑时肝经当令

肝经——丑时值班的“大将军”

丑时（1：00－3：00）是足厥阴肝经气血最旺的时辰。从经络循行上可以看出，肝经属于肝络于胆。肝藏血，肝脏能储藏、分配和调节全身的血液及疏导全身功能活动，使气血调和。

《黄帝内经·素问》：“肝者，将军之官，谋虑出焉”。肝经就像人体内的大将军，帮助肝主疏泄、主藏血功能的实现，从而达到肝气得舒、气机得畅、血液得调、外邪得出、抵御强敌的目的。如果“大将军”失职就会导致气血运行失常，脏腑、筋脉失养，则身体感觉疲劳，处于亚健康状态，甚至正常的精神活动也会出现异常。

肝气用得多，肝血耗伤就会影响人的视力，因为“肝开窍于目”“目受血而能视”，所以应该利用好这个时辰，养好肝脏。

● 肝经上的穴位

肝经单侧有14个穴位（双侧共28个穴位），其中12穴分布于下肢内侧，其余2穴位于腹部及胸部，首穴大敦，末穴期门。

肝经的循行

肝经循行起于足大趾外侧指甲角旁1分大敦穴。经足背，在下肢内踝上8寸之前行于下肢内侧前缘，内踝8寸以上行于下肢内侧中线，绕阴器，抵小腹，行于侧胸腹部。止于乳下2肋的期门穴。

肝经的养生调理之道

要想养好肝，首先要在精神上保持平和、舒畅，不要暴怒和抑郁，以维持身体正常的疏泄功能，还要以熟睡来维持肝主藏血的功能。如果我们在夜晚丑时还不休息的话，血液就要继续不停地“运于诸经”，无法归于肝用以养肝，那么肝脏在超负荷地运转下难免会有闪失。所以，丑时一定要进入睡眠。

《素问·五脏生成篇》中记载，“故人卧血归于肝，肝受血而能视，足受血而能步，掌受血而能握，指受血而能摄”。所以养肝血至关重要。人只有休息时，肝脏血流才充足，才能养好肝。在肝经气血最旺的丑时，睡觉无疑是养肝血的最好途径。在肝经最旺的丑时按摩肝经是最好的进补，但由于凌晨人应该安静地休息，为与自然之气相应，可以按摩与肝经同名同气的手厥阴心包经。按摩手厥阴心包经养肝补肝的时间以19：00－21：00最好。

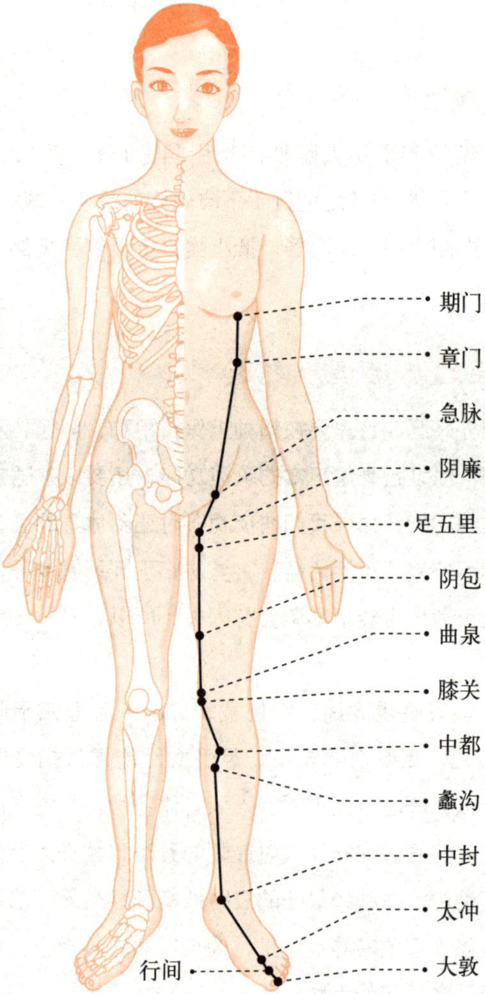

◆足厥阴肝经

深度睡眠让肝血推陈出新

丑时是进入深度睡眠、充分休息的黄金时段，这个时间段里肝经最旺盛。人体在此时应进入深度睡眠当中，有利于肝血的代谢，睡得越深，肝血回流的效果越好，运行、排毒的功效就越高。如果此刻没有好好休息，肝血不能及时回流，就会导致代谢失常。肝血不能“推陈出新”，肝的功能就会受到影响，从而引发肝病。

肝脏的功能

中医认为，肝脏有储藏血液及调节血量的作用，相当于储存能量的“仓库”。丑时是气血流经肝脏的时段，此时废旧的血液被淘汰，新鲜的血液再生，血液的新陈代谢得以顺利进行。此刻也是肝脏自身功能得到修复的时候。肝脏还有一个功能是排毒。它是人体最大的解毒器官。人体每天会产生许多毒物、废物，有时食物中也包含一些有害的物质，肝脏可以分解这些有毒物质，然后将其转化为无害的物质分泌到胆汁或血液中，之后再将其排出体外。在这个过程当中，充足的气血既可以为肝脏解毒提供能量，又可以起到“搬运工”的作用。

睡觉让肝更好地工作

睡眠质量不好，就会造成肝火上炎。按照中医养生的观点，每晚最好在子时前入睡，这时肝胆都可以得到很好的休养。《黄帝内经》认为，“人动血行于诸经，人卧则血归于肝”。也就是说，只有当人体闭目静卧时，气血才能归于肝脏。如果丑时不入睡，肝还在输出能量支持人的思维和行动，气血就会继续不停地“运行于诸经”，无法归肝养肝。这样肝脏的血液得不到代谢，存储能量的“仓库”空了，体力也就无法恢复，这时人们总会感到累。新鲜的血液无法生成，原来进入血液中的毒素也就无法顺利排出。如果毒素长期积聚在人体内，就会产生疾病。

丑时养好肝血，预防春困

中医认为，“肝为罢极之本”，春困与肝脏有着密切的关系。所以要想预防春困，就得养好肝。肝五行属木，与春天欣欣向荣的气象正好相合，此时养肝，可起到事半功倍的效果。

为何会“春困”

“春困”是因为经过一个漫长的冬季，人们在抵御严寒的过程中消耗了体内大量的阳气。阳气顺应春生、夏长、秋收、冬藏的规律，待到初春时，阳气刚刚生发，气血偏于外行。“冬藏”消耗了大量阳气，若春季熬夜或大脑思虑过多，肝失疏泄，阳气生发再受到抑制，身体就极易疲劳、倦怠。

另外，按照中医学“天人相应”的理论，自然界的四季与人体也是一一对应的。春季适逢肝经当令，因此肝气在春季最为旺盛。但肝气过于旺盛，加上春季多雨、天气潮湿，湿气容易困在脾胃，就会造成整个脾胃的运作失常，以致中气不足，人体就会出现疲劳、乏力、头昏脑涨等不适症状。

养肝防春困

《素问·四气调神大论》曰："春三月，此谓发陈，天地俱生，万物以荣。夜卧早起，广步于庭，被发缓形，以使志生，生而勿杀，予而勿夺，赏而勿罚，此春气之应，养生之道也。"古人指出，早睡早起，经常散步，披散头发，穿宽松的衣裤，勿动杀念，一切顺应自然。

早晨起床之后伸伸懒腰，养肝的效果非常好。因为经过一夜睡眠后，人体松软懈怠，此时气血流得很慢，所以清晨醒来后总会感觉浑身松软无力。通过伸懒腰可以起到行气活血、通畅经络的作用。通过这个动作，不仅可使头脑更加清醒，同时肝脏功能也受到了激发，从而起到很好的养肝效果。

肝是女子的先天

"女子以肝为先天"，这源于女性生理上的特点。女性的身体结构中有独特的胞宫（子宫）、卵巢等生殖器官；在生理功能上每月有月经，成年后要怀孕、生产，产后要哺乳1～2年，这些特点决定了男女有着不同的生理基础。

肝藏血是基础

"女子以肝为先天"是以肝藏血为理论基础的。肝是藏血的容器，还有调节血液容量的作用。血是身体最宝贵的物质之一，血液量太少、浓度太稠、温度太低、温度太高都不行。对于女性来说，血是根本，因为女人的经、孕、产、乳均与血液密切相关。月经是血液充盈到一定程度，血液满了溢出，称为月经排出。怀孕以后，胎儿从小到大的生长，靠的就是血液的不断供应，从而得到能量。

分娩的过程也是大量损耗血液的过程，如果血液不足，产妇还可能出现血晕，甚至出现意外。分娩生产以后，乳汁也是由血液化生的，血液不足，乳汁就不足，宝宝就不能喝到妈妈甘甜的乳汁。所以血液对于女性来说是非常宝贵的。综合来说，肝藏血丰富、充足是女性生理特点依赖的基础，女性一生以血为重。

养肝血远离妇科病

“女子以肝为先天”，其实也反映了女性的病理特点。同时也警醒女性：肝对妇科病的影响最为突出，这是因为女性特殊的病理特点容易导致肝生理功能失常。

● 女子天性肝气易郁滞不舒畅

一般来说，女性常有慈悲、爱恋、喜欢、憎恨、嫉妒、忧愁、多虑等情志，容易执着不放，情不自禁，难以自我控制，从而导致肝气郁滞。

所以肝郁气滞是妇科病最重要的特点与病理机制，在妇科病中占很大的比重。常见的临床表现是：在上部可见梅核气，即咽喉中好像有个梅子的核卡着，吐不出去，也咽不下去；在中部可见两侧胁肋胀闷，善太息，乳房胀痛；在下部可见小腹两侧拘急胀痛、痛经、闭经、不孕等。临床常用方剂如四逆散、柴胡疏肝散、小柴胡汤、逍遥散等，均是以疏理肝气为主的经典名方。

女子生理特点易致肝郁

作为生理规律，月经是以每月为藏泻周期，怀孕分娩是以10个月为藏泻周期。这个规律说明女性在经期及经期前后、孕产期、更年期都是气血急聚、波动起伏的不稳定时期，再加上内外各种因素影响，经常会干扰这种动态平衡，扰乱女性生理调节机能，导致体内气血阴阳异常，引起血虚、血瘀，进而由血影响到气，导致肝气郁滞，情绪也会随之多愁善感。

从临床来看，即使没有情绪上的异常变化，在经期、经期前后或绝经前后，也可能会出现一系列的肝气郁结表现，平时身体虚弱、阴血不足、精神不振的女性更为多见。养肝血可解这类人的肝郁。

妇科病还会影响到其他脏腑

由于女性得病后容易造成肝气郁滞，使身体处于失调的状态，一旦持久加重，容易产生气郁化火、伤阴耗血、生痰夹瘀的变化，从而累及到肾脏、脾脏、心脏、肺脏及冲脉、任脉、带脉，变生多种疾病。临床常见的肝肾虚损、肝郁脾虚、心肝血虚、心肝火炽、肝火犯肺、肝郁肺虚等病症，都不同程度上伴随有冲任失调、冲任亏损、冲任瘀阻而引起的妇科疾病。

所以有人说肝为五脏六腑之贼（指肝与五脏六腑的关系密切），女性尤其是这样。

保护好肝脏，远离妇科病

肝藏血，主疏泄。它相当于一个“血库”，这个血库充盈，肝的疏泄功能正常，则冲任二脉通畅，月经就会准时到来，妊娠孕育及分娩等也得以顺利进行。如果“血库”告急，或是肝的疏泄功能不正常，以致冲任失调，就会导致月经紊乱、白带异常等病症，严重时还会导致不孕不育。

女性性格多偏于内向，多愁善感，因此容易被七情所伤，这样就更容易导致气机瘀滞。气滞则血不行，脏腑失去气血的滋养，月经失调、痛经、不孕等各种妇科病也就接踵而来。作为女人，必须养肝血，疏肝郁，只有这样才能远离妇科病的困扰。

怒伤肝，有了火气一定要发出来

怒伤肝导致的后果

如果将心比喻为君王的话，肝就是刚正不阿的将军。君王的安全要它来保护（藏血以养心），外敌的入侵要它来防御（解毒）。然而怒则伤肝，身体跟着也会大乱。

从气机的升降运行来看，肝气宜条达舒畅，柔则血和，郁则气逆。一个人生气的时候，总会感到血往上涌，进而出现面红耳赤、吃不下饭、胸闷腹痛等症状。这是因为“怒则气上”，肝气生发太过。

肝藏血，血随气行上冲到头部，就会出现眩晕、脸红脖子粗等状况。《素问·生气通天论》说，“大怒则形气绝，而血菀于上，使人薄厥”。生气所导致的后果可不止这些。

肝失疏泄，肝气就会像匹野马一样在体内横冲直撞；肝气横逆犯脾，脾失运化，就会感到腹胀；横逆犯胃，就会出现呃逆、吃不下东西，严重时甚至导致吐血。所以，想要保护肝脏，一定要做到少生气。

宣泄肝气的两种方法

生气之后，不要把气憋在心里，而使肝气得不到宣泄。肝经走两胁，乳房为肝经的必经之处，肝气郁结，时间久了就会导致乳腺增生。肝无补法，只有破法。想要破解肝气郁结有一个很好的办法，那就是哭。按照中医五行说，肝为木，有生发的特征，在志为怒；肺为金，在志为悲；金可以克木，所以悲克怒。一个人生了很大的气，要想把气给泄了，哭是不错的选择。

也可以按摩右季肋部肝胆区：用拇、食、中三指撮捏右季肋部皮肤，自上而下进行捻动，反复操作3分钟；张掌，一手掌或两手掌重叠，按放在右季肋部，自右向左横擦3分钟，使局部皮肤发热。这种方法可以直接对肝脏和胆囊形成刺激，从而起到疏肝理气、调畅气机的效果。

第三节

寅时养护肺经

（3：00－5：00）

天亮起身，令气血整装待发

寅时肺经当令

肺经——寅时值班的“宰相”

中医称肺脏为“相傅之官”，有宰相之能。经脉气血是按“肺大胃脾心小肠，膀肾包焦胆肝续”的顺序不断运行的，它们分别与寅卯辰巳午未申酉戌亥子丑的时辰相对应，到哪个时辰就哪条经脉做主人。手太阴肺经的流注时间为清晨3：00－5：00，可谓是寅时值班的宰相。

此时全身的气血都要流注于肺经。肺的作用就是宣发和肃降。宣发是指在肺气的推动下，使气血津液输布于全身，内养脏腑外润皮毛。肺宣发功能正常，则百脉通顺。肃降是指肺气宣清宜降，使气血津液下行，以保证水液的运行，并下达于膀胱而使小便通利。通过肺的“宣发”和“肃降”，人体气血得到了重新分配，人体各器官机能才能正常运转。

寅时是阳气的开端，人体气血由静变动，这时全身器官都要休息，只有这样肺才能合理地分配气血。熬夜的人知道，凌晨三四点钟最难熬，那是因为身体不让你熬，这个时候气机是“肃降”的。如果坚持熬下去，就是往外、往上调自己的阳气，对人体的伤害非常大。

肺经上的穴位

手太阴肺经左右各有11个穴位，其中9个穴位分布在上肢掌面桡侧，2个穴位在前胸上部，首穴为中府，末穴为少商。

肺经的循行

肺经循行起于胸部中府穴。从胸前壁外上方，行于上肢内侧前缘，止于拇指桡侧指甲角旁的少商穴。

肺经的养生调理之道

由于寅时肺经最旺，肺有病的人常会在寅时醒来。肾属水，肺属金，按照五行理论，金生水，肺养肾，虚则补其母，补肾也可采用补金即补肺的方法，即“金水相生”。患有肺病或肾病的人寅时醒来后，如果自觉睡不着，可以披好衣服练习面南盘腿静坐的“赤龙搅海”法。寅时乃肺经当令，肺主一身之气，是练气的最好时机。

寅时经脉气血循行流注至肺部，因此肺部功能不好的人（如气喘、肺气肿患者）常在此时咳嗽，呼吸困难。如果是上夜班的人或是老年人在此时醒来，切记不要抽烟，以免肺部受到伤害。其保养之道可在此时吃补肺食物，如燕窝、银耳、罗汉果等，在清晨醒来，尚未进食时食用最佳。此时阴阳开始平衡，肺经值班。此时还可以通过号脉来判断自己身体的健康情况：如果脉硬，40岁以上的人要考虑是否患有高血压；如果二三十岁的人脉紧，可能是工作压力太大，还可能患有焦虑症；又紧又硬的脉叫作弦脉，若是号出此脉就有患高脂血症、动脉硬化的可能。

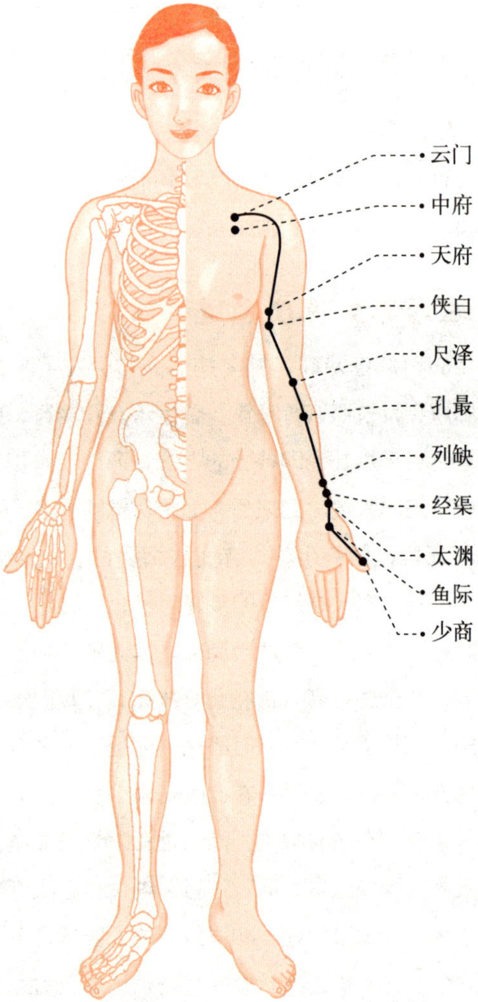

◆手太阴肺经

寒气最易袭肺，清晨防着凉

肺为娇脏

“肺为娇脏”是肺脏的特点，是中医学在认识了肺脏生理功能的基础上，对病理机制和发病特点的认识与归纳，这对肺脏和肺经疾病的预防及治疗都具有重要意义。

肺脏“清虚”，处于内脏最“高位”，是五脏六腑的“华盖”。肺脏在内脏中位置最高，下面是心、肝，脾、胃、肾，因此，易受到外邪，如风、寒等邪气的侵袭。

肺是身体的“篱笆”，最易受凉

肺的主要功能之一是主卫外，保护身体的机表，作用在人体的皮毛，就像是身体的“篱笆”。也正因为这样，皮毛直接暴露在外感六淫之邪的息息相触之中，尤其是寒邪。很多人可能会有这样的体会，夏天特别热，浑身出汗，突然进入凉爽的地下室、高楼大厦，或者很热的时候遭遇淋雨、进入很凉的空调室内，突然受凉，会感觉身体一哆嗦，或者打喷嚏。随后不久，就会出现头痛、身上疼、打喷嚏、发烧等症状。或是在冬春秋季节，天气突然变凉，来不及加衣服，出现上述症状。这就是肺经受凉了。

肺经顺畅，人体气血分布好

十二经脉气血运行始于肺经

中医学认为，十二经脉是气血运行的主要通道。十二经脉气血运行开始于手太阴肺经，然后逐条经脉，依次相传到足厥阴肝经，再重新流传到手太阴肺经，首尾相连，如环无端，构成十二经循环。

肺参与气血生成的全过程

肺的作用在五脏六腑中非常重要，参与了气血生成的全过程。

首先，肺是生气之主，脾胃为气的初始来源。脾主运化，胃主受纳，共同完成对食物的消化吸收。其中，脾气起着升转作用，把脾胃消化吸收来的水谷精华，向上输送到心肺，化生成血液与津液。这些水谷精华、血液与津液，由肺发布疏散到全身的脏腑、经脉，供人体所用。所以说，脾胃为生气之源，肺为生气之主。生气，是生产气、制造气的意思，不是着急生气。意思是说，脾胃是制造气的来源，肺是制造气的主管，掌握着制造气的流程。

其次，肺是气生成的保证。肺通过吸清呼浊的呼吸功能，把外界的清气源源不断地吸入进来，同时不断地呼出身体已经利用过的浊气，保证了体内气的生成及代谢。

再次，肺是宗气生成的保证。肺把吸进来的清气与脾输送到肺的水谷精华结合起来，生成宗气。如果肺的功能失常，清气吸入减少，宗气的生成不足，就会导致元气衰少。

最后，肺在化生制造血液中起重要作用。在肺中，由脾胃消化吸收的水谷精华物质和肺吸入的清气相结合，流到心脉，在心气的作用下变化而成红色血液。所以说，肺在生化制造血液中起重要作用。

肺是全身新陈代谢的总管

肺主治节功能

肺通过肺气对血脉、精神、汗液的影响与效应，主要是通过肺主治节的功能来体现的。肺主治节，通过肺脏的治理调节作用，促进、协调脏腑的功能，维持五脏六腑的正常生理秩序。肺之所以能表现出“治节”的功能作用，是由于它具有“主气”“朝百脉”“以行营卫阴阳”等功能。

肺通过主气，实现治理调节

主气是肺脏一个重要的生理功能，《黄帝内经·五脏生成论》说“诸气者，皆属于肺”，《黄帝内经·六节藏象论》又说“肺者，气之本”。意思是说，身体的各种气由肺所总管，肺是气的根本，是气的来源。肺主呼吸之气，吐故纳新。如果没有这样的气体交换，全身很快就充满废气，机体的正常生理功能就崩溃了。所以古人说，肺主一身之气，即人体上下表里之气的生成与运行均由肺来主持和调节。反过来，肺通过主持一身之气，实现调节全身的功能。

肺参与血液的生成和调节血液的运行

肺还参与血液的生成和调节血液的运行。水谷精华由脾升级输送到肺，在肺里与氧气相合，经心气和肺气的化合，而生成有营养的血液。这是生血的主要途径。同时，通过呼吸的调节、肺气调节、宗气对心的调节，肺实现了对血液运行的调节，完成治节的功能。

第四节

卯时养护大肠经
（5：00－7：00）

排出毒素，轻微运动保健康

卯时大肠经当令

大肠经——卯时值班的“清洁工”

卯时（5：00－7：00）气血流注于大肠经，大肠经旺。《素问·灵兰秘典论》认为，“大肠者，传导之官，变化出焉”。如果此时正常排便，对身体是有帮助的。排不出的大便会变成宿便，使毒素停留在体内。

“传导之官”就是“运输大队长”，这个“大队长”专门运输人体内的糟粕——垃圾。我们把大肠这种功能形象地理解为清洁工作用，又因大肠经在卯时值班，所以称它为“卯时值班的清洁工”。食物进入人体之后，在小肠进行消化并升清降浊，水谷精微等营养物质经过脾的运化而布散全身，供养脏腑；食物残渣则下降到大肠。大肠再进行最后一道程序的加工，将残渣中的部分水液吸收。这样经过燥化后的糟粕便成为大便，通过“魄门”，也就是肛门，将其排出体外。大肠是运送排泄物的脏器，饮食失调、误食不净食物或其他脏腑失调，都会引起大肠疾病。大肠经有问题就容易出现口干舌燥、腹胀腹痛或肠胃炎、盲肠炎、肠功能紊乱、习惯性便秘等病症。因此，最好养成每天早起后排大便的习惯，避免产生宿便。清晨起床后，可适当喝杯温水，以促进排便。

大肠经上的穴位

大肠经共有20个穴位，其中15个穴分布于上肢背面的桡侧，5个穴位在肩、颈、面部，首穴为商阳，末穴为迎香。

大肠经的循行

大肠经循行起于食指桡侧指甲旁的商阳穴。从手走头，行于上肢外侧的前缘及面前部，止于鼻旁的迎香穴。

大肠经的养生调理之道

有人会问，怎样保养大肠呢？其实，按时排便是最好的方法。因为便秘是百病之源，短期便秘是肠道健康亮起红灯的警讯，长期便秘则是肠道健康的无形杀手。长期便秘，也就是我们所说的习惯性便秘，会因体内产生的有害物质不能排出，从而引起腹胀、口臭、食欲减退和易怒等身体症状，还会使身体发胖、皮肤老化，引起贫血、肛裂、痔疮、直肠溃疡等疾病。那么如何保证按时排便呢？适时按摩大肠经穴，使其经气通畅，保证大肠功能正常，就能摆脱便秘及其他相应疾病的困扰了。

卯时可锻炼身体，做一下健身操，对大肠经会产生良好的刺激。大肠经与肺经分别循行于前臂桡侧的内外侧，可以用一手搓摩另一手臂，着重按摩手臂的前缘以及面部和颈部，以促进经脉气血循环，或打打太极拳以舒张经络。

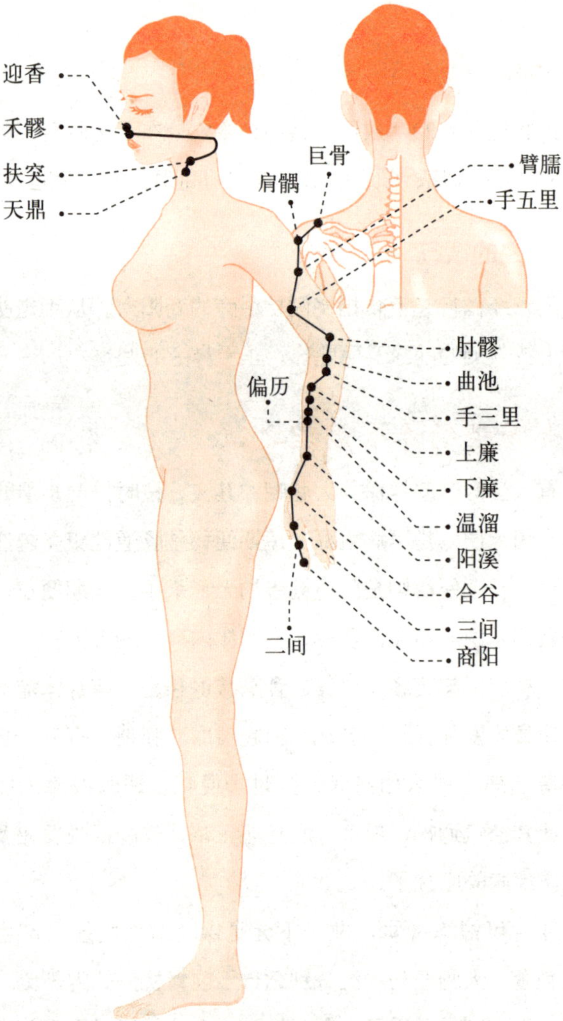

◆手阳明大肠经

排便是对大肠经最好的照顾

早晨5：00－7：00，地户要开，也就是肛门要开。排便是人体很正常的一种现象，是人体气机的一种自然走势。这个时候我们应该正常排便，把积蓄了整个晚上的垃圾毒素排出体外。

肺气足才能正常排便

中医说肺与大肠相表里，肺气足了才能正常排便。肺属阴主内，大肠属阳主外，所以，中医在诊病的时候，经常会问病人二便（大小便）怎么样。如果心肺功能好，大便功能就好，排出就会畅快。心肺不好的时候，吃泻药治便秘的方法是错误的，它消耗了人体的元气，不但不能治好，反而会加重病情，只有补肺才是正道。

大肠吸收水分生津液

大肠经有吸收水分生津液的重要功能。便秘就是人体水分太少，大肠吸收大便的水分过度，把里面的水分都吸去了。如果大肠不吸收了，就会形成腹泻。大肠吸收水分和其他脏器密切相关，如脾阳的运化能力和肾火的温煦能力等。

大肠负责传导，并最终完成从饮食生化制造人体气血的过程。大肠接近消化道末端，能吸收一些维生素和水分，并把食物残渣排出体外。大便的正常排泄是排出人体内垃圾的生理过程。

大肠内的垃圾是慢性病的来源

如今越来越多的毒素充斥在我们的生活中。不规律和不及时的排便，不仅导致体内垃圾堆积、有害细菌滋生、产生菌毒素，而且还破坏大肠内有益菌类的生存环境，从而导致各种代谢废物在体内堆积，引起许多慢性病的发生。

便秘导致口臭、月经不调、痔疮等疾病

大肠经属于大肠，联络到头面五官。便秘时大肠蠕动变慢，肠内干燥，阴液亏少，火毒循经上行，令人头晕、口臭。

便秘还会导致月经不调、痔疮，诱发心脑血管疾病，可谓无恶不作。

饮食辛辣油腻过多、主食过于精细、蔬菜水果和膳食纤维摄入不够，情绪抑郁、运动过少导致气血瘀滞，体弱劳倦，气血亏虚，无力排泄大便等都能导致便秘。多吃一些红薯、玉米等含膳食纤维较多的食物，可预防便秘。

保持大便通畅能帮助美容

爱美是人的天性，然而痤疮却是美貌的杀手。人体便秘时，由于大肠没有足够的水分，皮肤枯燥无光泽，有害物质堆积，甚至导致内分泌紊乱，皮肤出现小疙瘩、小红点、皮肤色素沉着。所以，及时排出体内毒素是美容的第一要务。

排毒通便的六种方法

每周应轮流用清肠排便、利尿、活血化瘀、出汗、呼吸等排毒方法，清除人体的垃圾。

清肠通便法

多食用富含膳食纤维的蔬菜，如各种萝卜、青菜及水果；多做腹部运动，定时排毒，可配合吃一些块茎类菜，如红薯、土豆、山药等，促进胃肠蠕动，帮助排出宿便；除米面杂粮外，可适量加入豆类、花生等热量较高的食物；常吃绿豆、豆浆、蜂蜜、生姜、绿茶等也可解身体之毒。

利尿排毒法

清晨起床喝一杯温水，下午酉时（17：00－19：00）肾经“值班”时喝一杯水，清洗膀胱这个“人体马桶”，也可配合吃一些青菜，如芹菜、苦瓜、白菜等帮助清利宿尿；晚上睡前再饮一杯水。一天至少三次空腹饮水帮助利尿，排出尿毒，也可以濡润大便，有利于第二天大便的排出。

活血化瘀排毒法

可少量饮酒，增强血行，排出血管淤积的垃圾。番茄、山楂、红桃、红瓤西瓜、红心萝卜、草莓等红色食品也可排除淤积。

没有凝血障碍的成年人，可每天服用生三七粉0.3～0.6克，有活血化瘀、保护心脉的作用。但有出血疾病的人，如胃溃疡出血、经常流鼻血的人不宜服用。

出汗排毒法

喝姜汤或热粥，使身体出汗，达到通窍排毒的目的。连续小杯饮热茶，直到出微汗即可。

呼吸排毒法

每天早晚到户外进行大口吸气、大口呼气，把肺里的浊气吐出来，把大自然的新鲜空气吸入肺中，这叫洗肺法。目的在于排出气毒。

运动排毒法

运动让人体的气血流通，用自己的血液冲刷血管，排出血毒。

卯时养生经

卯时练功要注意

在与自然规律相适应的练功时间寅卯两时，经络气血正运行于肺和大肠经。清晨空气清新，有利于肺脏呼吸。但是，晨起后必须有个准备时间，等待气血阴阳运行平衡后才可运动。若未做准备活动，便马上投入比较剧烈的运动，容易发生心脑血管疾病。

早起不赖床

清晨卧室内空气比较混浊，含有大量细菌、二氧化碳气体以及灰尘等，容易损害呼吸系统，诱发感冒、咽喉炎，还可以引起咳嗽、头昏脑涨等，时间长了，还损害记忆力和听力。而且经过一个晚上，腹中空空，如果赖床不起，势必打乱肠胃活动规律，时间一长，容易诱发胃炎、胃溃疡及消化不良等疾病。这时还要避免“五更色”。“五更色”是指黎明起床前过性生活，因为马上要起床进入白天的紧张工作与生活，过性生活后得不到休息，使机体的平衡失调，会降低身体的抵抗力，严重影响身体健康。

清晨一杯白开水不需要加盐

有些人喜欢在清晨喝一杯加点盐的白开水，认为这种方法更有利于人体健康。事实恰恰相反。因为人在整夜的睡眠中滴水未进，而呼吸、排汗、泌尿等活动却并未停止，这都需要消耗大量水分，所以清晨人的血压往往是最高的。如果此时饮用淡盐水，很可能会增加血液黏稠度。特别是心血管病患者，起床后血液黏稠度最高，此时再喝淡盐水，无异于雪上加霜。

按摩大肠经预防疾病

大肠经的主治和重要穴位

大肠经循行的脏腑和器官有大肠、肺、口、面颊、下齿、鼻等部位，头痛、牙痛、咽喉肿痛、鼻病、咳喘、泄泻、便秘、痢疾、腹痛、高热、上肢屈侧外缘疼痛等与大肠经有关。合谷、迎香是常用的重要穴位。

按揉合谷穴的方法和功效

取穴：用另一只手的拇指第一个关节横纹正对虎口的边缘，屈曲按下来，拇指指尖所指的位置就是合谷穴。

按揉方法：拇指屈曲垂直按在合谷穴上，做一紧一松的按压，频率约为每2秒1次，即每分钟30次左右。按压的力量需要较大，直至穴位处出现酸、麻、胀、重、痛等感觉，甚至有蹿到食指端和肘部以上的感觉，即“得气”现象。

注意：对体质较差的病人，应斟酌减轻按揉力量，不宜给予较强刺激。孕妇不要按摩合谷穴，会对胎儿产生不良的影响。

治疗便秘：便秘患者排便时，按摩合谷穴，边按揉，边用力排便。如果是习惯性便秘患者，还可以在每天晚上睡觉前，按顺时针的方向，摩腹50次。

预防牙齿疾病：经常按摩合谷穴，能保护牙齿健康，减少口腔疾病的发生。

按摩迎香穴、合谷穴治鼻炎

每晚睡前向南静坐，排除杂念，自然呼吸5～10分钟后，将两手拇指的指腹互相摩擦30～40次；再分别用两手的拇指指腹，沿着两侧鼻根、鼻背，顺鼻唇沟方向滑行按摩，直达迎香穴，要按摩100次。迎香穴按摩时稍稍用力，直至有酸麻感觉。左手拇指按摩右手合谷穴5分钟，右手拇指按摩左手合谷穴5分钟，坚持4～6个月，效果较佳。

每天拍打一次大肠经

手阳明大肠经位于手臂外侧，保养大肠经最好的方法是拍打。具体方法为：手握空拳（微握拳，不必太用力），从手腕开始，沿着大肠经的行经路线从下往上敲（因为大肠经的气血行走方向是从下往上、从手走头的）。拍打时可以坐在椅子上，右臂弯曲伸向左侧，把手放在左侧大腿上，然后用左手从手腕开始往上拍打，经肘部，直到肩膀，拍到的就是大肠经；如果是站立的姿势，则只需左臂自然下垂，同样的方法，右手空握拳去拍打左臂。拍打的手法不要太重，一只手拍5分钟即可，然后换手，用左拳拍打右臂，一定要把整条经都拍到了。

每天坚持拍打一次，保持大肠经气血的旺盛通畅，这样身体内外的很多健康问题在不知不觉中就解决了。大肠经通畅了，大肠的功能好了，排泄正常，垃圾废物就不会堆积，也就不会给身体留下毒素等后患，便秘和腹泻的概率就会大大降低；肺与大肠相表里，同时有关肺的问题，如咳喘、感冒、皮肤病等问题也就少了。拍大肠经还有一个最实用的好处，那就是舒活了整个手臂的气血，让手臂得到放松，可以预防手臂酸胀疼痛等症状。体内有热，肠道津液减少，排便就会不畅。一般的泻药只是治标之策，而按摩大肠经不仅见效快，而且可以标本兼治。

第五节

辰时养护胃经

(7：00－9：00)

营养早餐，饭后百步促消化

辰时胃经当令

胃经——辰时启动的“发电站”

辰时（7：00－9：00）气血流注胃经。卯时人体内的阳气已经完全生发起来了，辰时太阳出来后，天地间一片阳的气象。此时人体需要补阴，以调节阴阳平衡。而食物就是属阴的，此时吃早餐，最易被消化、吸收和代谢。

中医讲脾胃是“仓廪之官”，胃为“水谷气血之海”，它像一个发电站，生成营养物质，是人体能量的源头。能量一旦不够用，很多器官代谢速度就会减慢，工作效率也会降低，长期下去，疾病也就随之而来了。由于辰时是胃经最旺的时候，且人体阳气充足，气机旺盛，需要补充一些阴性物质，也就是早餐。让早餐在胃中受纳腐熟，到了下一个时辰巳时，脾经当令的时候，把食物变成精血，然后输送到全身。如果不吃早餐，脾胃就会空运转，人体就会感到头晕无力，脾胃功能也会失常。所以一定要吃早饭，而且要吃得很细致、很丰盛才可以。与此同时，顺着胃经的循行路线按摩也是一个不错的选择，因为按摩胃经可以调节人体的胃肠功能，启动人体的“发电系统”，以供应全身脏腑器官。

胃经上的穴位

胃经上总共有45个穴位，其中15个穴位分布在下肢的前外侧面，30个穴位在腹、胸和头面部，首穴为承泣，末穴为厉兑。

胃经的循行

胃经循行起于眼眶下的承泣穴。从头走足，行于面前部；在胸部，行于任脉旁4寸；在腹部行于脐旁2寸，下肢行外侧前沿，止于足次趾的外侧甲角旁的厉兑穴。

胃经的养生调理之道

从胃腑功能分析可得知：阳明为五脏六腑之海，其他各脏腑都有经脉与阳明相通，接受阳明的气血，故只有阳明经气血俱多才能满足各脏腑的需要。我们全身的脏腑、经脉、肌肉、皮毛全依赖气血、津液的充养，一旦胃经功能紊乱，脾胃失调，气血津液化生不足，人体的脏腑、经脉、肌肉、皮毛就会受损，尤其是容颜最易衰老。因为胃经循行过面部，中医讲“阳明脉衰，面始焦”，所以要想美容、不想面色憔悴的活，应保养好自己的阳明经。

辰时是胃经气血最旺盛的时候，因此此时调理胃经气血最为适宜。脾胃经循行于腿的两侧和胸腹部，所以揉搓敲打两腿或是推摩胸部都是滋养脾胃的好方法。老年人消化不好，宜常按摩腹部，可仰卧于床，以脐为中心，沿顺时针的方向用手掌旋转按摩20次。还可以用热水袋热敷腹部或艾灸腹部。

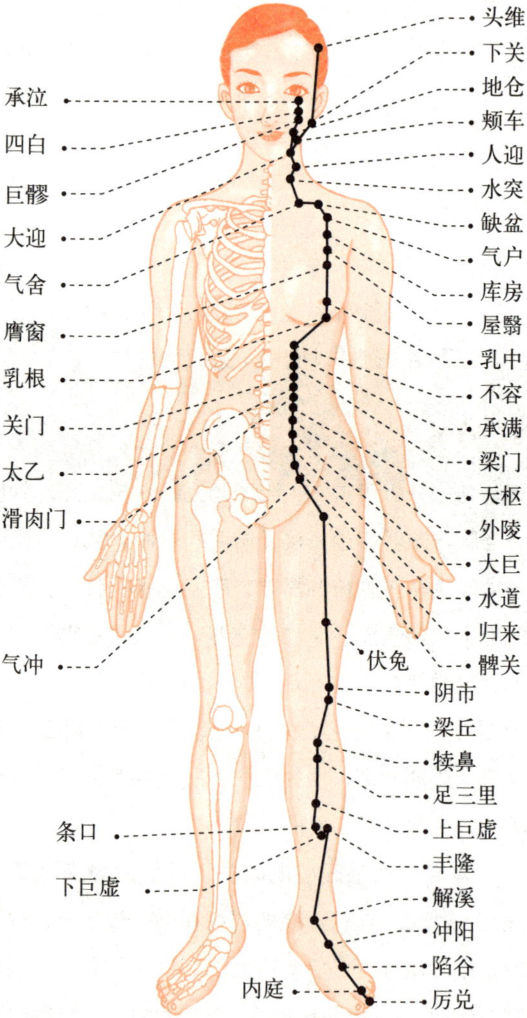
头维
下关
地仓
颊车
人迎
水突
缺盆
气户
库房
屋翳
乳中
不容
承满
梁门
天枢
外陵
大巨
水道
归来
髀关
伏兔
阴市
梁丘
犊鼻
足三里
上巨虚
丰隆
解溪
冲阳
陷谷
厉兑
承泣
四白
巨髎
大迎
气舍
膺窗
乳根
关门
太乙
滑肉门
气冲
条口
下巨虚
内庭

◆足阳明胃经

御寒暖胃的饮食之道

养胃从吃好早餐开始

现代社会，工作节奏不断加快，胃病的发病率居高不下。要想保护好自己的胃，就应该从吃好早餐做起。

经过一夜的睡眠，人体内储存的能量早已消耗殆尽，这是最需要补充能量与营养的时候。如果没有食物去中和夜间分泌的胃酸，多余的胃酸就会刺激胃黏膜，导致胃部不适，久而久之会引发胃部炎症或溃疡。

如果经常不吃早餐，夜间分泌的胆汁积聚在胆囊中，就会造成胆汁浓缩，析出胆固醇结晶，长此以往容易诱发胆结石。不吃早餐就不能及时弥补身体在夜间消耗掉的营养，从而造成血液浓度的增加，这对及时排出体内废物十分不利，还会增加患中风、心肌梗死的危险。因为有脾经和胃经在运化，早饭吃多了并不会发胖，所以早餐一定要吃好。

早餐要吃热食才养胃

人体正常体温是37℃左右，体内的新陈代谢都是在这个温度下才能正常进行。

有些人提倡“体内环保”，主张“生机饮食”，于是有人一早就喝蔬果汁，认为这是直接摄取蔬果中的营养，在清理体内废物。殊不知，这种做法忽略了一个关键问题，那就是人的体内永远喜欢温暖的环境。身体温暖，血液微循环才会正常，氧气、营养及废物等的运送才会顺畅。因此，老中医不主张早餐先喝凉蔬果汁、冰咖啡、冰红茶等饮品。

吃早餐应该吃热食，才能保护机体的胃气。其实，中医学中的胃气，并不单纯指“胃”这个器官，而是广义的，其中包含了脾胃的消化吸收能力，身体的免疫力功能，肌肉、骨骼的功能等。因为早晨的时候，夜间的阴气还没有清除，大地的温度尚未回升，体内的肌肉、神经及血管等都还处于收缩的状态，如果此时继续吃喝冷凉的食物，必定使体内的相关系统更加挛缩，血流更加不畅。可能刚开始吃喝冰冷的食物时，不觉得胃肠有任何不适。但随着时间或年龄的逐渐增长，就会发现怎么也吸收不到食物精华，身体长不结实，或是大便老是稀稀的不能成形，更或是皮肤越来越差，或是喉咙老是隐隐有痰、感觉不清爽，时常感冒，总之小毛病不断。这就是伤了胃气，伤了身体的抵抗力。

因此，早上食物应该享用热稀饭、热豆浆、热燕麦片、热豆花、热芝麻糊、热山药粥等，也可以喝热面汤，然后再配着吃蔬菜、面包、三明治、水果、点心等。

可以御寒暖胃的食物

牛肉：性温味甘，具有安五脏、暖肾壮阳之功效，善治脾胃虚寒。经常喝些牛肉汤或吃块牛肉饼，对于脚冷、腰痛、体质虚弱者有良好的保暖御寒作用。

羊肉：性温味甘，常被用作冬季御寒和进补壮阳的佳品，具有暖中补肾虚、开胃健脾、御寒祛湿之功效。

海米：非常适合肾虚所致畏寒的人食用，具有补肾壮阳、滋阴健胃、通畅血脉之功效。

核桃：含有40%～50%的脂肪，其中多数为不饱和脂肪酸，具有降低胆固醇、防止动脉硬化及高血压之功效。核桃仁中富含卵磷脂和维生素E，具有增强细胞活性、促进造血功能、增进食欲之功效。

板栗：板栗性温味甘，入脾、胃、肾三经，有养胃健脾、强筋活血等多种功效，适用于脾胃虚寒而引起的慢性腹泻等证。

辣椒：能促进食欲，增进消化，使心跳加快、末梢毛细血管扩张，并使流向体表的血液增强。经常食用辣椒可以抵御寒冷，防止因受潮而引起的关节痛、腰腿痛以及胃虚寒病等证。

富含铁的食物：体内缺铁，各种营养成分不能充分氧化产生热量，是冬季畏寒的一个重要原因。为此要特别注意补充含铁丰富的食物，如瘦肉、动物肝脏、鱼、蛋黄、香菇、豆类、菠菜和芹菜等，还要多加注意科学调剂饮食，多吃些富含维生素C的新鲜蔬菜和水果，以促进机体对铁的吸收。

干姜：能温中散寒，治疗脾胃寒证，无论是外寒内侵之实寒证，还是脾胃阳气不足之虚寒证，均可使用，效果都非常好。

保持胃经通畅，拒当“黄脸婆”

敲打，养护胃经的简便方法

女子以血为本，气血不仅关系到女性的健康，也关系到女性的美丽。气血充盈，既可以滋养肌肤，让女性的面色红润有光泽；又可以润泽秀发，让女性的头发乌黑亮丽。年轻的女孩子口唇总是鲜艳红润，眼睛也清澈明亮、有神采，就是因为她们气血足的缘故。气血一旦虚下来，则会“面始焦，发始堕”，鱼尾纹、抬头纹等就会慢慢爬上面颊，就成了所谓的“黄脸婆”。所以，养好气血对于女性的容颜很重要。养气血有一个很简单的办法——敲打胃经，工作间隙敲上一敲，既可解乏又可美容。

敲打胃经的方法是顺着它的循行路线一路敲打下来。到了面部，可将双手微张，然后十个指腹用力，轻轻向下叩击。到颈部时可改用手掌轻轻拍打，到大腿时因为肌肉较多，可改为捶打。一般清晨拍打效果最好，因为辰时正好是胃经气血最活跃之时。

气血与胃经的关系

中医认为，脾胃为“后天之本”“气血生化之源”。《黄帝内经》曾有“中焦受气取汁，变化而赤，是谓血”的论述。阳明经脉接受了食物之后，再经元气的温煦将其变成水谷精微输布到全身，这种精微的物质也就是我们所说的“气血”了。脾胃健壮，人体的气血就会充足；脾胃虚弱，吃进去的食物就不容易消化，气血就会生化无源。而且，光有气血还不够，还得有途径运输它们，四通八达的经脉就肩负起了这个重任。如果经脉堵了，气血运不出去，照样不会有效果。

从胃经的循行路线可以看出，面部问题大多归它管。而阳明经又多气多血，所以只要保持一路畅通就可以。气血充盈、经脉通畅，肌肤及毛发等得到足够滋养，自然会健康。

按摩胃经上的重要穴位

四白——养眼美颜第一穴

四，指四面八方，亦指穴所在的周围空间。白，可见的颜色。穴名意指胃经经水在本穴快速气化成为天部之气。本穴物质为承泣传来的地部经水，其性温热，由地部流至四白时，因吸收脾土之热而在本穴快速气化，气化之气形成白雾之状充斥四周。

按揉四白穴对眼睛很有好处，常按四白穴，可以缓解眼部疲劳，能提高眼睛机能，对近视、色盲等眼部的疾病很有疗效。按揉四白穴也是眼保健操中的一个步骤，对眼保护非常有好处。

另外，四白穴还是很好的养颜美白之要穴。四白穴还被封为“养颜穴”或者是“美白穴”。经常按压这个穴位，可以去除眼部的皱纹，美白的效果也非常不错。长期坚持，慢慢地面部皮肤会变得细腻、富有弹性，祛除暗黄的肤色，提亮光泽。

位置：该穴位于人体面部，瞳孔直下，当眶下孔凹陷处。取穴时通常采用正坐或仰靠、仰卧姿势，双眼平视时，瞳孔正中央下约2厘米处。

按摩方法：以两手食指按揉该穴，按揉时，手指不要移动，按揉面不要太大，每次1～2分钟，每天2次。

功效：对目赤痛痒、目翳、口眼歪斜、头痛眩晕有很好的疗效；此外此穴还具有去除眼部皱纹、美白肌肤等很好的美容功效。

承泣——治疗眼疾的要穴

承泣穴的主治疾病为近视、夜盲、眼颤动、眼睑痉挛、角膜炎、视神经萎缩、眼睛疲劳、迎风流泪、老花眼、白内障等常见的多种眼部疾病，需要采用其他相关穴位（攒竹、睛明等）一同治疗才能取得显著效果。此穴是治疗眼疾非常重要的穴道之一。承泣穴对于神经系统疾病，如面肌痉挛、面神经麻痹等也有一定疗效。

按摩承泣穴，对于预防假性近视或预防近视眼度数的加深有好处。可使眼周皮肤血液循环加快，消除黑眼圈。经常按摩承泣穴还可防治眼袋松弛。有胃下垂的人眼袋容易松弛。承泣穴是胃经上的穴位，可远调胃部，所以此穴能提高胃部机能；承泣穴又位于眼球正下方，约在眼廓骨附近，可治眼疾。

位置：承泣穴在面部，眼睛下方。定位此穴时眼睛看着正前方，眼球直下，眼眶下缘凹陷处就是承泣穴。

按摩方法：用两手食指尖贴穴部，拇指靠颧骨，先捏后揉。捏时吸气18次，揉时呼气18次。

功效：主治目赤肿痛、流泪、夜盲、眼睑痉挛、近视、夜盲、眼颤动、角膜炎、视神经萎缩、眼睛疲劳、迎风流泪、老花眼、白内障等常见的多种眼部疾病。

天枢穴——腹泻便秘的克星

天枢是大肠之募穴，是阳明脉气所发，主疏调肠腑、理气行滞、消食，是腹部要穴。大量实验和临床试验证明，针刺或艾灸天枢穴对于改善肠腑功能、消除或减轻肠道功能失常而导致的各种证候，具有显著的功效。

为何天枢穴能够既止泻又通便呢？临床实践证明，穴位所发挥的作用机制与用药完全不一致。它的特点在于，对机体的不同状态有着双向的良性调整作用。通俗地说，天枢穴作为大肠经的募穴，胃有什么异常，这里都会有所反应。按揉天枢穴，就会通经舒络，把异常导向正常。腹泻和便秘的症状虽然完全相反，但其根本还是胃肠出了问题，按揉天枢穴，疏通经络，使人体走向正常，而止泻和通便都是正常的表现。

位置：该穴位于腹部，横平脐中，前正中线旁开2寸。取穴时先定位肚脐，然后旁边三横指处取穴，即是该穴。

按摩方法：仰卧于床上，或坐在椅子上、沙发上，解开腰带，露出肚脐部，全身尽量放松，取天枢穴，分别用拇指指腹压在两侧穴位上，力度由轻渐重，缓缓下压，持续4～6分钟，将手指慢慢抬起（但不要离开皮肤），再在原处按揉片刻。

功效：主治腹痛、腹胀、便秘、腹泻、痢疾等胃肠病，还有月经不调、痛经等妇科疾患。

第六节

巳时养护脾经

（9：00－11：00）

分解食物，为人体的后天之本

巳时脾经当令

脾经——巳时值班的“粮食局局长”

巳时（9：00－11：00）气血流注于脾经。脾主运化，主肌肉四肢，把胃消化的精微物质输送到腠理当中。脾经旺，有利于吸收营养、生血。中医讲脾胃是“仓廪之官”，脾为“后天之本”“气血生化之源”，相当于现代医学的整个消化系统，是生成营养物质供给五脏六腑活动的能量源泉，所以在中医上有“脾土”“胃土”之称。脾胃的功能正常，机体的消化吸收功能才能健全，才能化生精、气、血、津液。

脾经上的穴位

脾经一侧有21个穴位（左右两侧共42个穴位），其中11穴分布于下肢内侧面，10穴分布于腹部及侧胸部，首穴为隐白，末穴为大包。

脾经的循行

脾经循行起于足大趾内侧甲角旁的隐白穴。从足走胸，经足内侧内踝前方，行于下肢内侧前缘，在腹部行于任脉旁开4寸，胸部行于任脉旁6寸，止于腋下6寸大包穴。

脾经的养生调理之道

吃过早餐后，9：00－11：00需要依靠脾胃的运化。脾的功能好，消化吸收好，血气充足，白天工作就干劲十足。如果脾脏虚弱就容易出现胃口不佳、四肢倦怠、头晕、面色萎黄、腹胀、经常打嗝等症状。上午是工作时间，但繁忙的工作之余，不要忘了利用这一养脾的最佳时段调理脾经气血。还要注意不要食用燥热及辛辣刺激性的食物，以免伤胃败脾；不食生冷食物，以免寒凉损伤脾阳，导致脾失健运，湿邪内生。

《黄帝内经·素问》认为“脾主身之肌肉”。水谷精微和津液等物质在脾的运化作用下被输送到全身各处，并化生成气血以滋养肌肉，为身体的活动提供充足的能量。脾的功能正常，则肌肉发达丰满，壮实有力。如果运化无力，带不走水谷精微，就会造成脾虚或脾湿太重，甚至慢慢感到连吃饭都不香了。人上了年纪后之所以会出现肌肉松弛、四肢无力、食欲下降等症状，就是因为脾脏衰弱、运化无力的缘故。巳时气血正好流注脾经，此时脾经是最旺盛的。它吸收了胃传来的食物，并将其输送到全身各处。肌肉得到足够的营养就会“蠢蠢欲动”，这时人就会产生“活动筋骨”的意愿。运动过程中肌肉的能量得到了消耗，就会迫使脾输送更多的营养过来。老年人每天巳时锻炼身体不仅能强健筋骨，而且一天下来都会特别有精神。

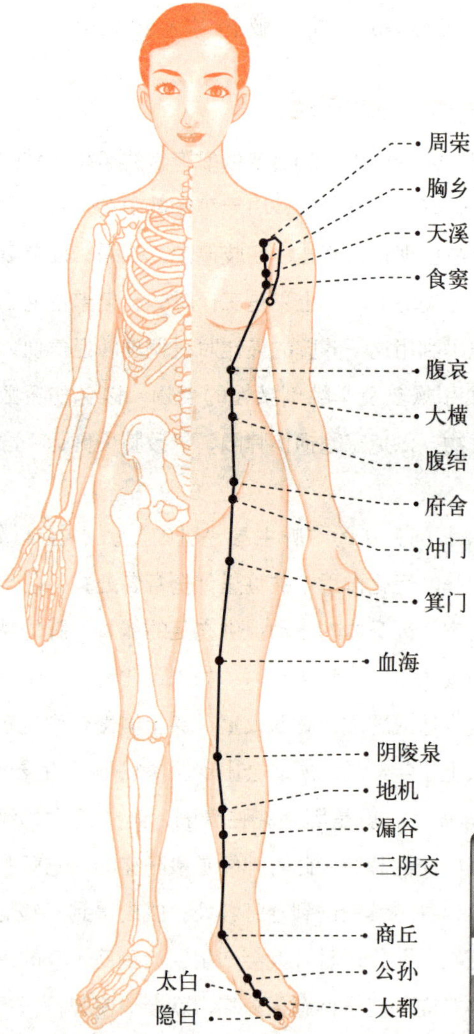

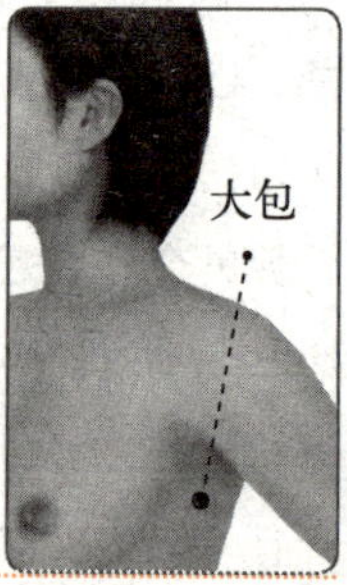

◆足太阴脾经

脾为后天之本

脾的重要功能是运化水谷

水谷，泛指各种饮食。脾运化水谷，是指脾对食物的消化、吸收作用。

食物经过消化吸收后，依靠脾的转输作用和散精功能，将水谷精微上输于肺，由肺脏注入心脏的血脉化成气血，再通过经脉输送到全身，营养五脏六腑、四肢百骸，以及皮毛、筋肉等各个组织器官。

概括来说，脾主运化水谷，包括了消化水谷、吸收转输精微物质，并将精微转化为气血的重要生理作用。

脾为后天之本，是气血生化的源泉

五脏六腑维持正常生理活动所需要的水谷精微物质，都有赖于脾的运化作用。饮食水谷的运化是由脾所主，饮食水谷又是人出生之后维持生命活动所必需的营养物质的主要来源，也是生成气血的物质基础。

所以说脾为后天之本，是气血生化的源泉。故《医宗必读》曰："一有此身，必资谷气，谷入于胃，洒陈于六腑而气至，和调于五脏而血生，而人资之以为生者也，故曰后天之本在脾。"

脾气健运才能身体健康

脾的运化功能强健，传统医学上称作"脾气健运"。只有脾气健运，身体的消化吸收功能才能健全，为气、血、津液等的化生提供足够的养料，使全身脏腑组织得到充分的营养。反之，如果脾失健运，则机体的消化吸收功能会因此失常，就会出现腹胀、便溏、食欲不振，乃至身体倦怠、消瘦和气血不足等症状。

健脾法助你远离“思伤脾”

中医认为“思伤脾”，过度思虑会导致脾气郁结，运化失调，从而引发一系列疾病。对于思虑过度的人而言，可采取情志疗法。按照中医五行学说，肝木克脾土，所以若要缓和思虑对脾脏的伤害，只要想一些可以令自己愤怒的事以怒制思就可以了。

思伤脾，以怒制思

《黄帝内经》认为，人有喜、怒、悲、思、恐五志，并与五脏相对应。其中脾之志为思，故有“思出于心，而脾应之”的说法。正常的思虑对人体并无不良影响，但如果思虑过度，就会伤脾。脾气郁结，运化失健，就容易导致饮食不香、消化不良，久而久之整个人就会消瘦下去。脾伤了气血便失去了生化的根源。气血虚弱，其他各脏腑也会受到牵连，从而使人百病缠身，甚至会威胁到生命。这也就是古人所说的“相思病”。思考本是人的正常生理活动，倘若思虑太过，甚至空怀妄想，谋虑怫逆，皆可导致气结不行，积聚于中，也会造成思伤脾。

思最怕怒。按照中医五行学说，思为脾志，怒为肝志。脾五行属土，肝五行属木，因为木能克土，所以怒能克思。

对于思虑过度而导致的疾病，可以采用激怒患者的办法，但这种办法最好在脾为思所伤较重的情况下使用。

长夏时令养脾法

中医有“春应于肝、夏应于心、长夏应于脾、秋应于肺、冬应于肾”的说法，也就是说五脏都有适合自己的时令。小暑至立秋这一阶段称为长夏，也就是暑热刚刚过去，开始下雨的那一段时间，这个时段的特点是暑湿，暑湿与脾土的关系最为密切。

土要生养万物离不开水，但如果水太多，又会导致涝。脾的特性便是“喜燥恶湿”。长夏阴雨连绵、空气潮湿，脾此时是最脆弱的，同时也是最宜调养的。要多吃一些有健脾、利湿功效的豆类食品，如四季豆、荷兰豆、黑豆、豆浆等。每天备上一碗热腾腾的绿豆汤，既可排毒又可健脾，一举两得。

健脾也是在健脑

脾和脑是相关联的

中医学的脾实质上是一个多元性功能单位，包括了西医学的脾脏、胰脏、消化道和神经系统的部分功能。其主要功能是消化食物与吸收营养，但与思维、意识活动密切相关。如《素问·阴阳应象大论》曰“脾在志为思……思伤脾”，一方面脾主导着人的意识以及思维活动，另一方面人的意识、思维活动的变化会影响脾的功能。胃肠道的病变，亦会引起精神、意识活动的障碍，如《素问·逆调论篇》中提出“胃不和则卧不安”，说明胃肠道功能失调，则睡眠不得安宁。

脾胃与意识活动可相互影响

老年性痴呆症及帕金森病患者，经常在头部和腹部发现同样的组织坏死现象。大脑面临惊恐或生气时，释放出一种应激素，会引起胃痉挛而产生疼痛，应激素的过分刺激还会导致腹泻。当情绪压抑时，食管神经受到高度刺激，会让人产生吞咽困难的现象。功能性消化不良及肠易激综合征患者，常伴有焦虑、抑郁、恐惧等症状。

肠神经系统是第二大脑

有研究指出，人的精神意识和运动功能是在大脑的主导下配合诸脏腑以及经络共同完成的。肠神经系统的功能不仅独立主持胃肠的功能活动，而且与某些精神疾病，如抑郁症、恐惧症有着密切关系。

脾和意识的关系，具有一定的解剖学基础。美国科学家发现，人生来有两个脑，即颅脑与肠脑，它们相互作用与影响。肠脑是指位于食管、胃、小肠与结肠内层组织鞘中的肠神经系统，内含有数以亿计的神经细胞、神经递质、蛋白质和复杂的环行线路，能够独立进行生理活动。

敲打脾经的妙法

中医认为，“久坐伤肉”，肌肉得不到锻炼，就会引起脾虚，“伤肉”也就是伤脾。平时多敲敲脾经可增强脾经的运化功能，补充因久坐损耗的元气。

判断脾虚的小方法

看眼皮：如果眼睛很大，明亮有神，则脾气充足；而眼皮耷拉下来，双眼看上去没精神，就说明脾虚。因为中医认为眼皮也是为脾所主的，眼皮松了下来，说明脾主肌肉的功能出现问题了。这种情况在老年人中比较常见。

观察舌头：如果舌头颜色较淡，舌边出现齿痕，说明脾很有可能出了问题，最好赶紧去医院检查一下。

敲打脾经法

坐姿：将一只脚的脚踝压在另一条大腿上的坐法，也就是架腿法。采用这种坐法利于对脾经的按摩。因为脾经起于足大趾内侧端的隐白穴，然后沿小腿内侧正中线上行，再进入大腿内侧前缘，然后进入腹部。这个坐姿正好可以将脾经暴露出来，从而便于按摩。

敲打法：拍打时要握空拳，用掌指关节端由上至下一路拍打下来，用力适中，对于大腿部位的脾经拍打时可稍用力。两条腿都要敲，每侧以敲打10分钟为好，敲打的时间是上午9：00－11：00，气血流注脾经之时。敲打的次数没有限制。

功效：上班的时候可利用工作间隙，将腿盘成“4”字形，然后沿着脾经的循行路线一路敲打下来，可以起到健脾的效果。

按摩保养脾经的要穴

按摩隐白穴

位置：该穴位于足大趾内侧趾甲角旁约0.1寸。

按摩方法：把三四根牙签（头和头、尖与尖在一起）用橡皮筋或绳子捆在一起，然后用牙签头去点按，每侧的穴位按60下。

功效：此穴是脾经的井穴，能有效调动整条脾经的功能，对食欲不佳、腹胀、呕吐、腹泻、月经不止、带下、流鼻血等症状治疗效果非常好。

按摩三阴交穴

位置：该穴位于内踝高点上3寸，胫骨内侧面后缘。

按摩方法：用拇指或食指按揉，每次3分钟，每天1次。

功效：此穴是治疗消化系统疾病和泌尿生殖系统（尤其是女性）疾病的要穴，对于脾胃虚弱、消化不良、食欲不佳、腹胀肠鸣、腹痛腹泻、便秘、头晕头痛、四肢无力、身体沉重以及女性的月经不调、痛经、闭经，男性的遗精、阳痿、阴茎痛等症疗效奇佳。

按摩血海穴

位置：该穴位于大腿内侧，膝盖上2寸处。

按摩方法：坐在椅子上，膝关节弯曲，手掌伸开，先将大拇指按在穴位上，其他四指向后抓住腿部，然后拇指用力按揉，可以两手同时按两条腿上的穴位，每天1次，每次5分钟。

作用：血海统管人体一切有关血的问题，不管是贫血还是女性的月经问题（如月经不调、痛经、崩漏、闭经等），以及荨麻疹、湿疹、脚气等，此穴都能够帮助解决。

按摩公孙穴和丰隆穴

公孙为脾经络穴，丰隆为胃经络穴，络穴既可治疗本经的病变，还能治疗相表里经的疾病。公孙和丰隆两穴可兼调脾和胃。

公孙穴位置：该穴位于人的足内侧缘，第一跖骨基底的前下方。

按摩方法：按住公孙穴，用力按下去，如果嫌力度不够，可以用一只脚的脚跟去踩或者顶这个位置，适可而止，有酸胀感就可以。每天早晚各做1次。

功效：对于治疗急慢性胃炎、消化道溃疡、急慢性肠炎、神经性呕吐、消化不良、精神分裂症等具有很好的效果。配中脘、足三里主治胃脘胀痛；配丰隆、膻中主治呕吐、眩晕。

丰隆穴位置：该穴位于人体的小腿前外侧，当外踝尖上8寸，条口穴外，距胫骨前缘两横指（中指）。

按摩方法：将左（右）下肢平放在对侧膝关节上，用右（左）手中指指尖放在丰隆穴上，拇指附在对侧，用力掐30秒至1分钟。每天早晚各做1次。

功效：用于治疗耳源性眩晕、高血压、神经衰弱、精神分裂症、支气管炎、腓肠肌痉挛、肥胖症等。配阴陵泉、商丘、足三里治疗痰湿诸证。

第七节

午时养护心经

（11：00－13：00）

睡好午觉，护好人体的君主

午时心经当令

心经——午时值班的“君主”

午时（11：00－13：00）心经气血充盈。心经旺，心主血脉，有利于周身血液循环，心火生胃土有利于消化。同时心主血脉和神智，应该调养休息。如果血脉运行有障碍，会引起急躁失眠、口舌生疮等问题。午时还能很好地调养心血，疏通血脉。

中医讲“心者，君主之官也，神明出焉”。心是五脏之首，是人体的君主。心主血脉，配合其他脏腑的功能活动，推动血液输送至全身；心藏神，统管全身的精神、意识、思维活动，午时保养心脏至关重要。午时太阳挂在天空中央，是地面上阴影最短的时候，也是一天中阳气最盛的时候。我们通常讲的子午时刻，是人体气血阴阳交替转换的一个临界点。以气的变化来说，阳气是半夜子时开始生，午时阳气最旺盛，午时过后则阴气渐盛，子时阴气最为旺盛，所以人体阴阳气血的交换是在子、午两个时辰。

人体也要注重这种天地之气的转换点。主血脉功能的正常运转，则“人心动，血行诸经”，心脏就会像一个永动机一样，循环往复，推动着血液在经脉内运行，使血液运行到全身以滋养身体各个脏腑组织的器官，发挥其营养和滋润的作用。

心经上的穴位

心经共有9个穴位，其中8个穴位分布在上肢掌面尺侧，1个穴位在腋窝部，首穴为极泉，末穴为少冲。

心经的循行

心经循行起于腋窝下的极泉穴。从胸走手，沿上肢内侧后缘，下行至肘窝内侧。抵达于手掌后，进入手掌内侧后缘，至小指末端，止于小指桡侧指甲旁的少冲穴。

心经的养生调理之道

吃过午饭后，我们可以用一手摩擦另一手臂内侧，至有热感为止。按摩手臂之后，小憩一下，“心主神明，开窍于舌，其华在面”，这时心气推动血液运行，安神养精气。

午时阳气盛，动养阳，静养阴，所以此时宜静养。对于普通人来说，睡午觉最为重要，可以静卧闭目养神或小睡一会儿，但午睡不宜超过1小时，否则易引起失眠。此外，还要注意心经的通畅，如果心经不畅，人体在午时就会有反应，轻则会有一种煎熬感，感觉胸闷、呼吸不畅或耳鸣、声哑；重则夜晚难以入睡，且多梦、盗汗、心里惶恐不安，总好像有什么事要发生似的。此时要照顾好心经，适时地在心经上实施揉按会大有好处。

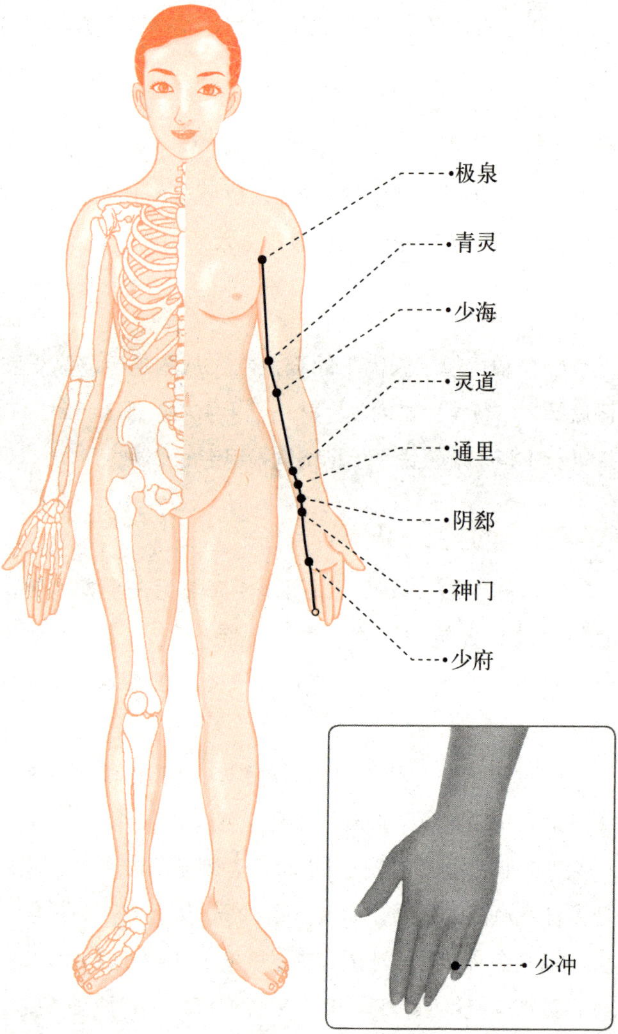

◆手少阴心经

午时小睡，可顺利消减心火

中医讲“子时大睡，午时小憩”。《黄帝内经》也讲“阳气尽则卧，阴气尽则寤。”子时（23：00－1：00）阴气最盛，阳气初生，要“大睡”；午时（11：00－13：00）阳气最盛，阴气初生，阴长阳消，“小憩”即可。

古人把睡“子午觉”叫作“盗天地之生机”。子时、午时是天地阴阳交替之时，是养生的关键时期。人体在此时应适当休息，让身体进行自我调整，协调脏腑关系，恢复体内元气。

睡午觉可以消减心火

心属火，为阳中之阳，所以最常见的毛病如口腔溃疡、心情烦躁、某些失眠症等都和心火过旺有关系。最简单、有效的调理办法就是午睡。每天中午坚持睡半小时左右，心火就会慢慢地降下去。同时“动生阳，静生阴”，午时又是阴气初生之时，所以此时睡会儿觉也特别有利于培养阴气。因此，午睡既可养阴又能养血，阴血养好了，心火之热就会不战而败。

夏季尤其需要午睡。夏季也属火，暑气一旦进到人体，很容易出现心火旺的症状。夏季由于天气炎热，身体为了散热就要大量地出汗。汗为心之液，来自于血。如果出汗太多，就会伤阴、伤血，引起血燥火旺之症。所以我们适当午睡让身体静养一会儿，减少活动，防止汗液的过度排泄，有利于敛汗养血，以达到养阴平心降火之目的。

午睡时机有讲究

午睡时机，即午睡的时间问题。这里包含两个问题：一是午觉该什么时候睡；二是睡多长时间合适。入睡时间以中午的11：00－13：00为宜；睡眠时间一般在15分钟到1小时之间为好。

午睡时间长短因人而异。根据个人的实际情况，若感觉多睡一会儿下午状态更好，就多睡一会儿；若正好相反，睡的时间长反而不清醒，睡之前最好把闹钟调好，防止过犹不及，搞乱了生物钟。

午睡时间长短因季节而异。春天有“春困”，夏天要养心，秋初有“秋乏”，而且这个时期内天气比较热，白天时间长，晚上相对睡得会少一些，所以白天应该好好睡午觉，尤其是夏天，睡的时间可以稍微长一点。

而深秋和冬季白天比较短，夜晚睡眠的时间相对要长一些，午觉就可以少睡点，或是好好地“闭目养神”一会儿就可以了。

怎样睡更好

1. 如果在家里，或是有条件的话，躺在床上或沙发上睡最好，尤其是老年人，最好是躺着睡。

2. 在办公室里午睡，最好是靠着睡。可以靠在沙发、椅子上，身体尽量摆平摆直，头部靠稳。

3. 在肚子上盖些衣物，防止着凉。尤其是夏天，在办公室里不要吹着空调睡午觉，还要把空调的温度调高一点。

4.如果周边环境嘈杂，不适宜睡觉，可以采取“静坐”。“静坐”时需全身放松，闭上眼睛，停止各种思维活动，意守头顶的百会穴或脐下的丹田穴，静坐10分钟以上，能够养心、养神。

喜乐有度好养心

笑是特殊的有益运动

“笑一笑，十年少”，虽然语言有些夸张，却揭示了笑能延年益寿的秘密。“笑口常开，青春常在”，“乐以忘忧，不知老之将至”，足以说明笑是一种特殊的对人体有益的活动。

笑对身体有良性促进作用

研究表明，笑使人体的膈肌、胸腔、腹部、心脏、肺脏等都能得到短暂的锻炼。笑使肺脏扩张，胸肌的活动得到加强，能清除呼吸道废物；能加快血液循环和心脏的搏动；能促进消化腺的分泌，加快肠胃蠕动，促进食欲，能帮助消化和防止胃下垂。开心地笑，可以松弛人的面部、臂部、腿部肌肉，消除紧张心理，降低心理压力，缓和内心冲突，排除抑郁情绪，使人从不良情绪中解脱出来。笑是身心健康的法宝。

医学研究发现，笑口常开可以防止传染病、头痛、高血压，可以减轻过度的精神压力。因为欢笑可以增加血液中的养分，并刺激体内免疫物质的分泌，对抵御病菌的侵袭大有帮助。无论是开怀大笑、抿嘴偷笑、抱着胳膊会心地笑，对于改善和治疗情绪压抑等心理疾病都是必要的。

高兴过度就会伤“心”

中医学认为“心主神明”，心是情志思维活动的中枢，超乎常态的“喜”，会促使心神不安，甚至语无伦次、举止失常。另外，过度喜悦会引起心跳加快、头晕目眩而不能自控。某些冠心病患者可因过度兴奋，诱发心绞痛或心肌梗死。

按摩心经上的重要穴位

按摩神门穴

位置：该穴位于腕横纹尺侧端，尺侧腕屈肌腱的桡侧凹陷中。取穴时，仰掌屈肘，手掌小鱼际上角有一突起圆骨，其后缘向上可摸到一条大筋，这条大筋外侧缘（尺侧缘）与掌后腕横纹的交点，即是神门穴。

按摩方法：用右手的大拇指尖稍微用力掐按左手腕的穴位，然后两手互换，再用左手大拇指掐按右手上的穴位，每侧3分钟。

功效：既可以疏通心经，又能够调理心脏的气血，帮助心脏恢复正常的功能。按摩神门穴对神经衰弱、失眠、健忘、受惊、烦躁不安、怔忡等证有良好的治疗效果；心血管的问题，如高血压、心绞痛、冠心病患者也可以按摩此穴；消化系统的问题，如胃脘痛、食欲差、消化不良等也可以通过按压此穴得到缓解。

按摩极泉穴

位置：该穴位于腋窝的顶点，腋动脉搏动处。

按摩方法：左手抓住右手胳膊上端——大拇指伸向腋窝，其他四指扣住胳膊，然后大拇指尖用力按揉穴位3分钟，然后换手，用右手大拇指按揉左侧穴位。

功效：经常按摩极泉穴，可以缓解情绪紧张、嘴巴发干、心烦口渴等心火过旺之证。此外，当发生胃痛、干呕、胳膊疼痛不能伸举，尤其是得了脑血栓后遗症，胳膊活动不自如的时候，按摩该穴位，效果也非常好。

按摩少海穴

位置：屈肘，当肘横纹内侧端与肱骨内上髁连线之中点处。

按摩方法：此穴用大拇指尖按效果最好。以左手大拇指按右胳膊上的穴位，右手大拇指按左胳膊上的穴位，每侧按3分钟即可。

功效：心经属火，而少海穴是合穴，属水。所以此穴的最大功用就是水火相济，促心肾相交，心痛、健忘、失眠、狂躁、过分爱笑、手发颤、胳膊挛痛、牙龈肿痛（与大肠经的合谷穴同用），刺激此穴都能有效缓解。

按摩内关穴

位置：该穴位于腕横纹上2寸，掌长肌腱与桡侧腕屈肌腱之间。

按摩方法：用手指点压，用小按摩棒点揉，每次每穴刺激3分钟即可。

功效：内关穴是心包经的络穴，是八脉交会穴之一，与全身的多条经脉有直接联系，是强心养神之宝穴。该穴能宁心安神、宣痹解郁、宽胸理气、宣肺平喘、缓急止痛、降逆止呕、调补阴阳气血、疏通经脉等。

按摩少府穴

位置：该穴位于第4、5掌骨之间，握拳，当小指端与无名指之间。

按摩方法：此穴可用另一只手的大拇指尖掐按，也可以用筷子头点按。

功效：该穴是一个专治杂病的穴位，心里烦闷、胸中胀痛、感觉吸不上气、手掌发热、手指伸卷不利、阴痒、阴痛、小便不利等都可以点按少府穴来缓解。

第八节

未时养护小肠经
（13：00－15：00）

充足营养，让肠道气血顺畅

未时小肠经当令

小肠经——未时值班的“工人”

未时（13：00－15：00）气血流至小肠经。《素问·灵兰秘典论》曰：“小肠者，受盛之官，化物出焉。”小肠的生理功能是受盛、化物和泌别清浊。未时小肠经旺，有利于吸收营养。

小肠是食物消化和吸收的主要场所，其主要功能是将经胃初步消化的食物进一步消化，将食物中的精华养料吸收后，通过脾的运化，滋养全身，并将消化后成糟粕的化物传送到大肠，而其中的水液则通过其他脏腑的作用渗入膀胱。所以小肠经被看成是人体未时值班的生产线工人，辛勤地加工着供应身体的养料。

小肠经上的穴位

小肠经共有19个穴位，其中有8个穴位分布在上肢背面的尺侧，有11个穴位在肩、颈、面部，首穴为少泽，末穴为听宫。

小肠经的循行

小肠经循行起于手小指甲尺侧甲角旁1分少泽穴。从手走头，行于上肢外侧后缘，经肘内两骨之间，上绕肩胛，经面颊，止于耳屏前方的听宫穴。

小肠经的养生调理之道

小肠具有泌别清、浊吸收的功能。小肠虚弱时容易出现心烦口渴、腹部胀痛、拉肚子、营养紊乱、体重减轻、食欲不振、肠炎等症状。保养小肠相当重要，因为心和小肠互为表里。表是阳，里是阴，阳出了问题，阴也会出问题；反之亦然。心脏病在最初很可能会表现在小肠经上。有的人每到下午两点多钟就会胸闷心慌，可到医院又查不出问题。这就是因为小肠属阳属表，一旦出了问题，心脏肯定也会出现问题。再者，小肠与脾胃的生理功能关系密切，二者同为机体升降之枢纽。小肠的气化存在于生命活动的全过程之中，是津液生成、输布、调节的重要器官。

养护小肠一定要吃好午餐。小肠的功能是负责吸收营养，其所当令的未时，是吸收营养的最佳时刻。所以午餐最好在人的气血最旺、身体处于最亢奋状态的午时吃。而且午餐一定要吃好，饮食的营养价值要高、要精、要丰富。

未时阳气开始下降，阴气开始上升，是按揉小肠经以保养小肠的最佳时间。我们不仅要适时地在小肠经上做一些按摩导引，还应该做少量和缓的运动，这样更有助于营养物质在小肠内的消化吸收，使二便通调，气机舒畅。

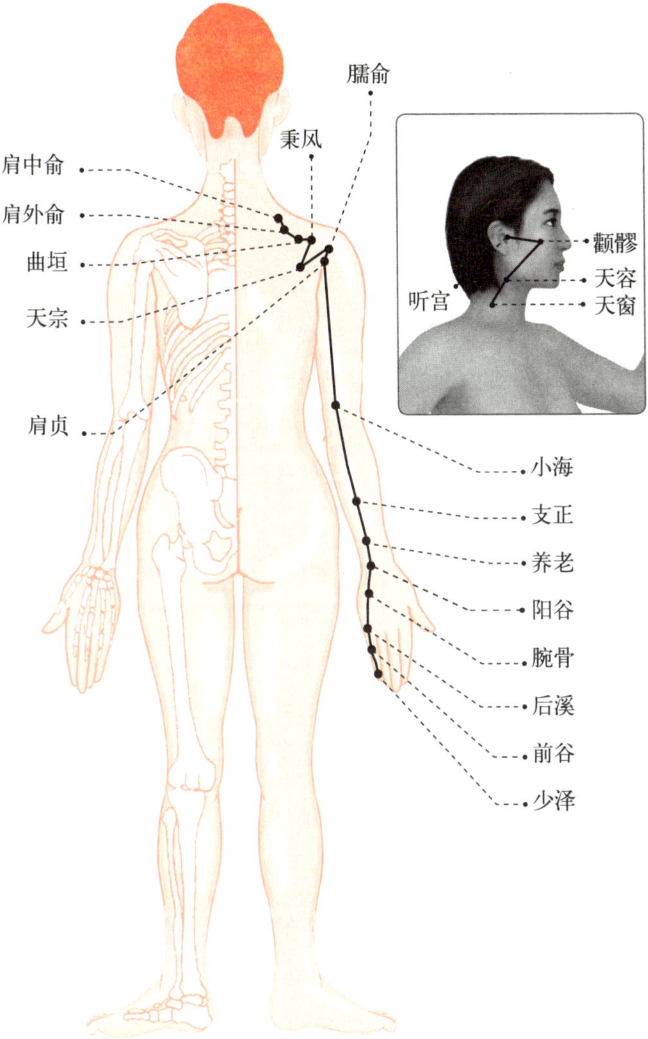

◆手太阳小肠经

保障小肠经得到充足营养

午餐既要吃饱也要吃好，这样才能让小肠经得到充足的营养供应。未时要养小肠经，养小肠经的最好方法就是及时补足营养，保证气血供应，为我们身体的“边防部队”——膀胱经提供良好的“后勤”支持。

吃饱不等于吃好

俗话说，“早餐吃好，午餐吃饱，晚餐吃少”。但是人们通常以为“午餐吃饱”就是要吃得比早上和晚上多一些，把肚子填满填饱就可以。其实这里的“饱”并非此意，而是在“吃好”基础上的吃饱。也就是说，食物在数量上比早餐稍多，质量也要保证。

在现代人的生活中，午餐糊弄肚子已经成了一种普遍的现象。上班工作者因为时间紧，草草吃点快餐应付一下，填饱肚子就可以了；而已经退休的中老年人，中午很多人也是吃点儿馒头咸菜或剩菜剩饭了事，这样做的结果至多达到“饱”，而不是真正的“好”。

午餐吃饱吃好的必要性

1. 人体的气血经过了一个上午的劳作和消耗，非常需要得到及时良好的补充，而整个下午的精力也都要靠午餐的能量来供应，午餐的“责任重大”。

2. 午餐过后是小肠经当令的未时，只有午餐吃饱吃好，小肠才有东西可吸收，处于最佳运行时机的小肠经才能得到足够的气血补充，从而发挥更好的作用。

3. 小肠经与心经互为表里，若小肠经气血不足，直接会影响到心经和心脏。而心藏神，主神志、思维活动，心经和心脏的气血一旦不足了，心主神志的功能就会不正常，人就不能集中精力地工作和学习。长此以往，气血不足会造成体质虚弱，各种各样的病症就会随之而来：头晕眼花、四肢无力、手脚冰凉、失眠多梦……

4. 如果午餐营养不够，小肠经气血不足，申时当令的膀胱经也会受到影响。膀胱经如果虚弱，整个身体就岌岌可危，风、寒、暑、湿、燥、火等病邪就会侵袭身体。

午餐吃好，小肠经才能运作和谐

● 午餐营养要充足

小肠是吸收营养的主要器官。它的功能是吸收被脾胃腐熟后的食物精华，然后分配给各个脏器。午餐要吃好，不见得要多，而是饮食的营养价值要高。

● 午餐搭配要合理

要想吃好午餐，饮食的搭配要合理。某些食物搭配起来，使两者的成分产生“互补”或“增强”作用，有利于人体吸收与利用，使营养价值成倍增加，更可以减少副作用，对于强身防病、延年益寿大有裨益。

常见的营养搭配有：猪肝配菠菜、鸡肉配板栗、鸭肉配山药、鲤鱼配米醋、豆腐配萝卜、枸杞子配猪腰、羊肉配生姜、牛肉配土豆、芝麻配海带、百合配鸡蛋、甲鱼配蜜糖、猪肉配大蒜等。

饮食要注重营养全面均衡，即主食、蔬菜、肉类互相搭配着吃，吃好又吃饱。不要过食油腻食物。

小肠对营养的消化和吸收

食物的消化过程主要在十二指肠。营养物质进入十二指肠中段后，刺激胆囊收缩排出胆汁，刺激胰腺分泌消化酶。胆汁、胰酶和肠肽酶在肠腔充分混合，保证脂质、糖类和蛋白质的充分消化。肠黏膜刷状缘和黏膜内的酶、黏膜分泌的电解质和水及肠蠕动都是促进食物消化吸收的关键因素，而肠道内有效的再循环机制则会保证胃肠道分泌液不会完全地损失。

1. 小肠是营养物质的主要吸收器官：葡萄糖、氨基酸、甘油、脂肪酸以及大部分的水、矿物质和维生素是小肠吸收的。

2. 吸收方式：葡萄糖、氨基酸、矿物质等为主动运输吸收，甘油、脂肪酸、水等为自由扩散吸收。

3. 吸收途径：甘油、脂肪酸主要是经由淋巴循环到血液循环，葡萄糖、氨基酸、矿物质等则是直接吸收进入血液循环。

上班族打通小肠经，消除颈肩酸痛

未时颈肩、胳膊易酸痛，气血不足的表现

未时小肠经当令，小肠经的气血最充足。小肠经的行走路线是沿着手臂经过肩膀，交会于督脉的大椎穴，主线继续

往下走，而支脉则沿着颈，往上到达面部。未时强大的气血流开始冲撞小肠经这条线。“痛则不通”，长时间伏案工作和使用电脑的人，难免胳膊、颈肩这些部位会有气血瘀阻的现象，这样，当强大的气血流冲撞到有瘀阻的地方时，就会出现酸痛的感觉。

颈肩、胳膊酸痛是一种好现象，说明经络里的气血比较充足，有力量去冲撞、疏通瘀阻的地方。如果气血已经非常虚弱无力，那么身体的问题要严重得多。我们可以做一些耸肩缩脖、摇头晃脑、旋扭脖子等活动肩部和头颈部的动作。小肠经是阳经，静则生阴，如果坐得时间太长，缺少必要的活动，阴气占了上风，气血就会瘀滞；而动则生阳，阳气增强、阴阳平衡，肩颈部的经络就能更快地被疏通，酸痛自然会缓解。

每天摆臂100次，小肠经气血更通畅

小肠经是手太阳经，行走在两臂的外侧，往上直到肩关节的后面。对于小肠经的锻炼，有一个非常简单的办法，就是“纵横摆臂法”。

方法：身体站立，全身放松，两脚与肩同宽，两眼平视前方，两臂同时前后摆动，速度不必太快，以5秒一个“回合”为宜，但幅度要稍大一点。每天1次，每次以手臂前后摆动100下为量。熟练者可以适当增加次数，但以自己感到舒适为准。

功效：通过摆臂的锻炼，打通经络，促进整个手臂的气血循流。小肠经畅通，则消化吸收功能就会更强，气血

的生化也会更为充足，得肠胃疾病、便秘腹泻的概率就会大大地降低；同时，小肠经与心经相表里，心经的防线就会更为坚固。

刺激后溪和前谷，通小肠祛心火

小肠经与心经相表里

小肠经与心经相表里，而且下午两三点钟是未时，小肠经当令，这时候的心病，可以让小肠经来解决。心藏神，主神志，当工作累了的时候，刺激一下小肠经上的穴位，活动一下小肠经走过的部位，可以很好地改善心脏的气血供应状况，增强心主神志的功能。而对老年人来说，增强心神不仅能够有效缓解头晕眼花、失眠健忘等心血虚弱不足的反应，还能预防老年痴呆症、心脑血管疾病。

后溪和前谷是通小肠祛心火的重要穴位

“后溪”和“前谷”是小肠经上两个非常重要的五输穴。疾病导致面色的变化，治疗时就选取五输穴中的荥穴；疾病时轻时重，治疗时就选取五输穴中的腧穴。而前谷正是小肠经的荥穴，后溪正是小肠经的腧穴。同时，“荥主身热”，心火过旺，脸上发热发红当属热病；而腧穴的特长在于疏经活血，而且善治五脏六腑之病。这样，在降火、调理心脏功能的同时疏经通络以引火下行，把多余的心火转移到小肠，然后通过小便排出体外，可谓是标本兼治、防患于未然的绝佳妙法。

后溪穴位置： 握拳，第五指掌关节后尺侧，横纹头赤白肉际。

前谷穴位置： 握拳，第五指掌关节前尺侧，横纹头赤白肉际。

按摩方法： “切菜式”，将双手后溪穴的部位对准桌子沿，然后手掌立起，以手为刀，做切菜状，每只手做50下。也可以用筷子头或是笔帽点按，每次每个穴位50下，两手上的穴位都要刺激，每天1～2次，其中一次必须在症状发作时的下午两三点钟。连续治疗1周以上，情况就会得到明显的缓解。

功效： 小肠经与心经相表里，按摩此穴可以调理心脏功能，疏经通络并引火下行，达到祛心火的功效。

第九节

申时养护膀胱经

（15：00－17：00）

喝水养生，长久保持健康活力

申时膀胱经当令

膀胱经——申时值班的“环保局局长”

申时（15：00－17：00）气血流注膀胱。膀胱经旺，循行“从巅入络脑”。此时大脑气血充盛，人体记忆力和判断力都很强，正是学习记忆的好时机。

膀胱的主要功能是储尿和排尿。而尿液也可以看成是人体排放出的污水。人体的膀胱经就像一个环保局局长，掌管着污水合理的排放。膀胱功能失调，会出现尿痛、排尿不畅，甚则癃闭的病症，最后就会毒物蓄积，危及全身脏腑功能甚至生命。

所以，膀胱经这个申时值班的环保局局长安于本职是很重要的。申时阳气继续下降，阴气继续上升，是按揉膀胱经以保养膀胱的最佳时间。

足太阳膀胱经，太阳主表，能统摄营卫，又为诸阳主气。生理状态下，太阳经气充盛，功能正常，卫气行于肌表，发挥其卫外而固摄肌表的作用。发病时太阳经气虚弱，功能下降，卫气固表之功失调，外邪乘虚而入。

膀胱经上的穴位

膀胱经共有67个穴位，其中有49个穴位分布在头面部、项背部和腰背部，18个穴位分布在下肢后面的正中线上和足的外侧部，首穴睛明，末穴至阴。

膀胱经的循行

膀胱经起于目内眦旁的睛明穴沿头至下项，沿背腰骶中线旁3寸至股外侧后缘，再至小腿外侧后缘，下外踝后，止于足小趾外侧端的至阴穴（交于肾经）。

膀胱经的养生调理之道

申时膀胱经当令，膀胱储藏水液和津液，水液排出体外，津液循环体内。膀胱是泌尿系统主要的器官，能储存和排泄尿液，将多余的水液排出体外。此时最宜多喝水，以利于排尿。

申时是人们工作和学习的最佳时机，也是保养膀胱经的最佳时间，当工作学习中感到疲倦时，稍微活动一下身体，如摩擦腰部，以保养五脏六腑。通过按摩膀胱经上的相应穴位，可以有效地防治泌尿系统的疾患。最主要的是梳理膀胱经在背部的4条经线，这4条经线上有着各脏腑的腧穴，与各脏腑相通，从而达到改善五脏六腑的功能，提高机体免疫力，防止衰老的目的。如果有记忆减退者，在这个时段按摩膀胱经也有不错的效果。记忆力衰退主要是因为气血津液不能濡养脑髓所致，膀胱经一端直至脑部，按摩膀胱经可以使气血更好地流注于脑部，濡养脑髓，从而增强记忆力和判断力，提高工作和学习效率。

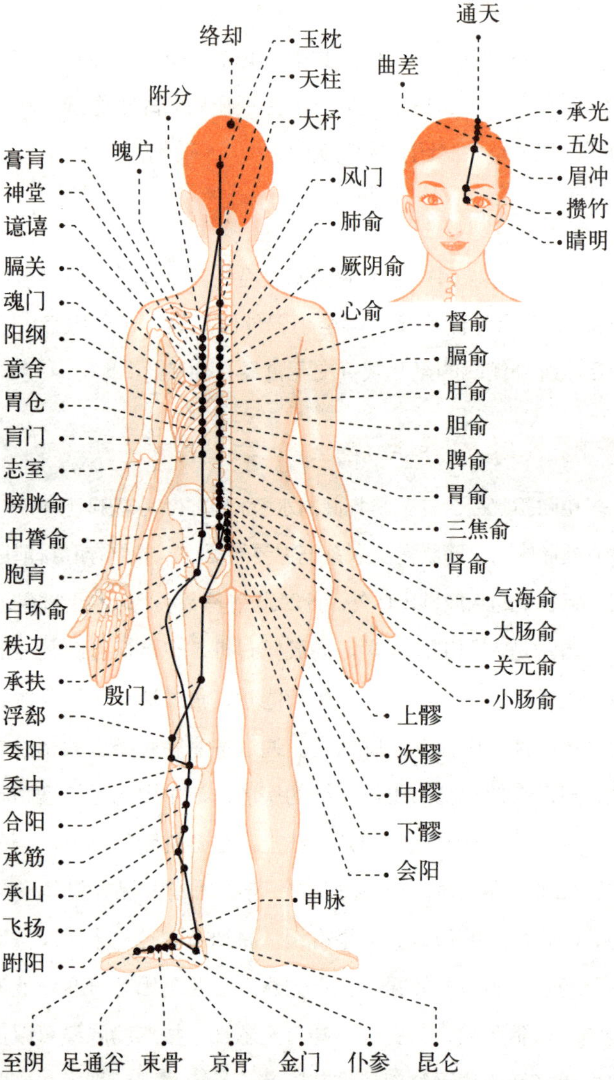
络却
玉枕
天柱
大杼
附分
魄户
通天
曲差
承光
五处
眉冲
攒竹
睛明
膏肓
神堂
谚譆
膈关
魂门
阳纲
意舍
胃仓
肓门
志室
膀胱俞
中膂俞
胞肓
白环俞
秩边
承扶
殷门
浮郄
委阳
委中
合阳
承筋
承山
飞扬
跗阳
风门
肺俞
厥阴俞
心俞
督俞
膈俞
肝俞
胆俞
脾俞
胃俞
三焦俞
肾俞
气海俞
大肠俞
关元俞
小肠俞
上髎
次髎
中髎
下髎
会阳
申脉
至阴
足通谷
束骨
京骨
金门
仆参
昆仑

◆足太阳膀胱经

多喝水，膀胱排毒效果好

存津储液靠膀胱

《黄帝内经》说“膀胱者，州都之官，津液藏焉，气化则能出矣”。“州都”是指膀胱为尿液聚集的地方，“气化则出”是讲小便的排泄，需要阳气来打开通路。膀胱所属的足太阳经脉的功能，可以使“津”“液”的物质和功能存于身体内，并发挥其正常作用，而且足少阴肾经主人体之内里，足太阳膀胱经主人体之外表。一旦膀胱真阳不足，其“存津储液”的功能就会减弱，津液的作用就不能正常发挥。若是由于虚火过旺而导致“津”的功能过度以及“液”的功能不足，使脏腑组织的液体过分排出，导致血液浓度过高，就会出现血液黏稠、血脂高、血糖尿糖高、血压高、口渴、尿多、食多、便秘等症状，皮肤就会因缺少水分而干燥脱皮或是皲裂。如果膀胱气化功能失常，水液不能排出体外，又会因水分过多而出现水肿。

多喝白开水助膀胱排毒

多喝水，可以促进膀胱的功能行使，有利于身体毒素的排出。膀胱是人体的“污水管道”，人体里的绝大部分污水都要通过膀胱来排泄。尿液储存在膀胱里，然后在肾和膀胱的气化作用下排出体外。多喝水能让身体里的垃圾及时地排出体外，保持“管道”的通畅，避免身体里面废物大量堆积，防止肾脏和膀胱发生病变。

喝水应该以单纯的白开水为主，淡茶也行。饮料、啤酒、牛奶等不适宜做“膀胱清洗剂”，因为它们表面上看起来具有一定的利尿作用，实际上却增加了肾脏、膀胱的负担。

申时“动汗法”，健身除病有奇效

申时，人体阴阳相对平衡，气血流畅，精力充沛，不易受伤，非常适合进行身体活动，尤其是到户外锻炼身体。

中医有句话叫“动汗为贵”，意思是说活动到全身微微出汗是最好的状态。换句话说，运动锻炼的效果以全身微微出汗为最佳，只有出汗了，才算是达到了运动的目的。中医讲“汗为心之液”，来源于血，作为人体最深层废物的血液垃圾，主要就是通过出汗——这个人体最表层的方式来直接排出体外。申时膀胱经最旺，是人体泻火排毒的时候，故此时锻炼身体最好身上出汗，这样有利于人体泻火排毒，强身健体的效果很显著。

申时人肺部的呼吸活动非常活跃，加上此时人体的阳气仍处于沉降初期，弱而不衰，膀胱经又是人身上最重要的阳经，是阳气的仓库，所以此时做运动是很好的锻炼方式。

“动汗”治疗疾病

“肝藏血”，并且负责为血液解毒，肝气郁结不能正常疏泄，就会影响到肝脏的藏血、解毒功能，导致血液里面的垃圾无法及时得到清理，而发生堆积。采用“动汗”的方法进行“疏泄”，就能把血液里面的垃圾清理掉，使心脏和肝脏的功能恢复正常。从中医角度来讲，所有的疼痛症都是由于外邪入侵或身体内部失调，导致气血瘀滞引发的，治疗的原则就是疏通经络，促进气血流通，而适当的身体活动正是疏经活血的最好办法，经络气血通畅了，疼痛就会不治自愈。如果活动到出汗，侵入经脉的风、寒、湿等病邪也随着汗液排出体外（相当于中医治病的“汗法”），病也就好得快。

中医治病的“汗法”

在中医的治病八法当中，汗法居首，它是最常用也是最重要的一种治病疗疾的方法。所谓汗法就是采用吃药或其他治疗办法，让病人发汗、出汗。不论是外感“六淫”引起的病，还是内伤“七情”引发的病，都可以用“汗法”进行调治，它是排出体内病邪的一个良好的途径。

顺时而为，在最佳时间施治效果最佳

申时阳气沉降

人体内阴阳之气的升降就好比爬山，先从山脚下往上，到达山顶之后待会儿就得转而下行。如果把人体的上、中、下三焦分别比作山顶、山腰和山脚，那么从午时开始，阴气从下焦开始往上走，阳气从上焦转而向下；到未时的时候，阳气已完全离开上焦，到达中焦。经过未时2小时的下行，到申时，阳气已经到达下焦，按照中医升降浮沉的理论，此时的阳气呈现一派沉降之势。

顺时而为，申时治疗中下焦疾病最佳

中医治病有汗、吐、下、和、温、清、补、消八种方法。《素问·阴阳应象大论》中说“其高者，因而越之；其下者，引而竭之；中满者，泻之于内”。根据病邪所在的部位，可以采用不同的方法，如果邪气在上者，可以采用催吐法，让它从上面排出去；邪气在下部，可以采用泻法、利法，让它从二便排出去；病邪在中部引起胀满的，可以采用辛开苦降之法，使其消之于内。

按照人体经络气血的循环流注规律和脏腑功能的昼夜盛衰变化，阳气沉降之时是下焦脏腑排泄体内各种垃圾废物的最佳时机。人体中下焦的脏腑，如肾、大小肠、膀胱都是人体主要的代谢器官，从申时开始，由于阳气沉降，它们随其而降——向下传导的功能增强，人体的代谢也会随之加快，如果身体有排泄不畅等方面的疾病，此时是最佳的调理时机。“泻下法”是中医常用的方法。泻下法属中医学八法之一，主要分为两方面：一是泻下通便，二是泻下逐水。前者常用于治疗温热病变中热结胃肠阳明腑实证，以及胃肠积滞、大便秘结、蓄血、痰积、虫积等；后者主要用于体内蓄水证，如腹水、胸水等，也能用泻下逐水法治疗急腹症。

第十节

酉时养护肾经
（17：00－19：00）

休息调养，储藏脏腑的精华

酉时肾经当令

肾经——酉时值班的“智者”

肾经在酉时（17：00－19：00）经气最旺。人体经过申时泻火排毒，其肾脏在酉时进入储藏精华的阶段。

肾经与智力有关，这是因为肾藏精，精生髓，髓聚而成脑。脑是人体内的“元阳（神）之府”，人的视、听、嗅、感觉及思维记忆等功能都源于此，而且这些功能只在脑髓充实时才能发挥作用，而髓海的充实又依赖于肾气的温煦、充养。如果肾精不足，髓海空虚，脑失所养，就会出现智力低下的现象。日常要利用好肾经当班的时段，合理地循按肾经，保护好肾精。只有肾精充足，才能使智力保持在较高的水平，同时还能提高生育能力。

肾经上的穴位

肾经共有27个穴位，其中10个穴位分布在下肢内侧，17个穴位分布在胸腹部前正中线的两侧，首穴为涌泉，末穴为俞府。

肾经的循行

肾经循行起于足底涌泉穴。绕过足跟，在下肢行于内侧后缘上行至腹。在腹部行于任脉旁开0.5寸，在胸部行任脉旁2寸，止于锁骨下的俞府穴。

肾经的养生调理之道

酉时运动量不宜太大，也不宜大量喝水，以免增加肾脏的负担。此时一天的工作完毕，应适当休息。

酉时气血流注肾脏。肾经旺，肾主藏精，有利于储藏一日的脏腑之精华。肾为先天之本，和心、肝、脾、肺四脏的联系都很密切。如果肾弱则会出现四肢冰冷、精神萎靡、腰膝酸软、头晕耳鸣、失眠健忘等症状。下班后骑自行车、散步回家以及上楼爬楼梯都可锻炼肾经。

肾经还是“抗衰老的专家”，这与其三大功能是分不开的，即保护元气、畅通血脉、保养肾脏。这三大功能正是充盈生命“三宝”所必需的。元气，又称原气、真气，是人体中最基本、最根本的气，是生命活动所必需的。

元气充沛的人，脏腑组织功能健旺，身体强壮少病；反之，元气衰惫，人体就会生病、衰老。血脉是运行气血的通道，能营养全身，只有全身血脉畅通，人才能生成精、气、神。肾脏是先天之本，有封藏的特性，它能藏精，使之不随意外泄，另将肾精化为肾气，从而与人体的生、长、壮、老、已的生命过程密切相关。

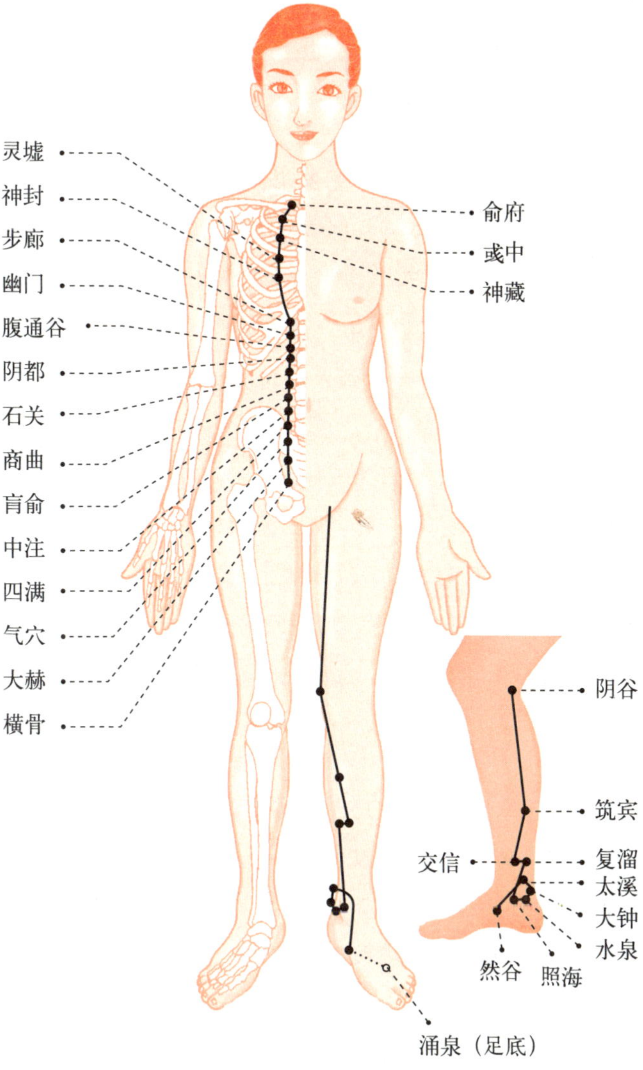

灵墟
神封
步廊
幽门
腹通谷
阴都
石关
商曲
肓俞
中注
四满
气穴
大赫
横骨
俞府
彧中
神藏
阴谷
筑宾
交信
复溜
太溪
大钟
水泉
然谷
照海
涌泉（足底）

◆足少阴肾经

肾气足，福运长寿来

肾是中医学研究的重点，也是人们抗衰老、关心身体健康的焦点。肾气足，人才能长寿。

肾是影响衰老的重要因素

中医认为，虽然导致和影响衰老的因素很多，但由于人体以五脏为中心，在衰老这一渐进过程中，五脏功能的减退是主要因素。在五脏之中，肾与衰老的关系最为密切，肝与衰老的关系也日益受到人们的重视，“人之衰老，肝为先导”。

人以五脏为本，而肾为五脏之根。肾所藏之精气为生命的基础，在人的生、长、壮、老过程中起主导作用。故《灵枢·天年》说“天寿过度，气脉常通，而肾气有余也”。健康意味着机体内部与外界环境阴阳平衡，脏腑经络功能正常，气血调和，精神内守，形神合一。人的脏腑气血盛衰，直接关系着人的身体健康。

肾是生长发育的主要动力

《素问·上古天真论》以男八女七为计算方法。在生命的发育阶段，“丈夫八岁，肾气实，发长齿更；二八肾气盛，天癸至，精气溢泻，阴阳和，故能有子”，“女子七岁，肾气盛，齿更发长；二七而天癸至，任脉通，太冲脉盛，月事以时下，故有子”。在身体的壮盛阶段，男子“三八肾气平均，筋骨劲强，故真牙生而长极；四八筋骨隆盛，肌肉满壮”，都说明了肾精对促进人体生长发育具有重要的作用，是生命的根本，所以《中藏经》才说“肾气绝则不尽其天命而死也”。

由此可见，补肾能治疗生长发育障碍。补肾填精还是延缓衰老和治疗老年性疾病的重要手段。在中医学历代文献中，延缓衰老的方剂以补肾者居多。藏惜肾精为养生之重要原则。

从肾主水液判断是否肾虚

肾脏在人体内是主水液代谢的主要脏器，从肾主水液就可以判断肾是否亏虚不足。

肾主水液的含义

水液是体内正常液体的总称。肾主水液，从广义来讲，是指肾为水脏，泛指肾具有藏精和调节水液的作用；从狭义来讲，是指肾主持和调节人体水液代谢的功能。肾主水液的功能是靠肾阳对水液的气化来实现的。肾脏主持和调节水液代谢的作用，称作肾的“气化”作用。

水液代谢有赖于肾的气化作用

人体水液代谢包括两个方面：一是将水谷精微中具有濡养滋润脏腑组织作用的津液输布周身；二是将各脏腑组织代谢利用后的浊液排出体外。这些均依赖肾的气化作用才能完成。肾的气化作用使肺、脾、膀胱等脏腑在水液代谢中发挥各自的生理作用。被脏腑组织利用后的水液（清中之浊者）从三焦下行而归于肾，经肾的气化作用分为清、浊两部分。清者，再通过三焦上升，归于肺而布散于周身；浊者变成尿液，下输膀胱，从尿道排出体外，如此循环往复，得以维持人体水液代谢的平衡。肾的气化作用贯穿于水液代谢的始终，居于很重要的地位，所以有“肾者主水”“肾为水脏”之说。

肾虚则水液代谢障碍

病理上，肾主水功能失调，气化失职，开阖失度，就会引起水液代谢障碍。气化失常，关门不利，阖多开少，小便的生成和排泄发生障碍可引起尿少、水肿等病理现象；若开多阖少，又可见尿多、尿频等症。如果经常尿少，甚至伴有脚肿或是腿肿的现象，则属肾亏虚症状。如果经常尿多、尿频，白天小便次数多、量大，晚上夜尿多，也是肾亏虚的表现。

老人酉时练逍遥步

酉时是老年人锻炼的最佳时间

锻炼身体、修炼功法需要良好的精神状态，要在气血足、精神好的时候进行。人们一般在下午15：00以后锻炼身体比较合适。

老年人最好在17：30左右吃完晚饭，18：00左右开始练功。此时，肾经气血最旺、功能最稳定，有利于促进饮食的消化吸收，增强脾胃的功能，防止各种胃肠病的发生。在肾经当令的酉时练习，可以充分调动肾之精气，练精化气，练气化精，使人精满、血盈、气足、神旺。

如何练习逍遥步

方法：1. 行走时两肩要完全放松，以肩带动颈、胸、腰、胯和手臂的运动；两手手指自然微曲，手腕略微向内侧转动，使两手的劳宫穴（握拳时中指尖指向处）始终保持相对的状态。

2. 行走的过程中两脚左右相隔约10厘米，膝关节略微弯曲，向前迈步如猫，有点类似于走模特儿步。抬腿时，脚跟先提起，大脚趾轻点地；落脚时，脚跟内侧先着地，脚尖跷起，如此循环前进。

3. 在呼吸和意念上强调遵循“意气相随，意到气到，随意观想”的原则。呼吸以自然状态的腹式呼吸为主，要求呼吸深慢细长。呼吸与步子不直接挂钩，一次呼吸过程少则走几步，多则可走20步。但在不憋气的基础上，一次呼吸过程越长，走得越远，锻炼的效果越好。

功效：逍遥步既锻炼脏腑经络，又锻炼四肢筋骨，非常适合中老年人健身锻炼。在行走的过程中，手脚的来回摆动，相互导引，将人体的手三阴、手三阳和足三阴、足三阳十二条主经全都调动起来，必然会影响到奇经八脉，从而舒经活络、调和气血、平衡阴阳，促进气血在全身的通畅运行，延缓脏腑和筋骨皮肉的衰老。

常推肾经，生命之水长盛

推肾经保养腹部

肾经是阴经，走腹部，“腹部肾经要常推”就是说腹部的这一段肾经应该经常推揉，以保持其循行畅通、气血旺盛。推揉方法：选择酉时（气血流注肾经的时间），或坐或站，隔着一层衣服推揉肾经，用手掌或手握空拳，沿着正中线从心口至小腹上下推揉。每次推揉5～8分钟，每天1次。即可保证腹部的肾经通畅无比。

涌泉——肾经的第一大穴

涌，外涌而出也；泉，泉水也。其意指体内肾经经水由此涌出体表。本穴为肾经经脉的第一要穴。因此，经常按摩涌泉穴不仅有助于睡眠，还可补肾健脑、增强智力，而且它也是长寿要穴。

位置：该穴位于足底前1/3处，卷足时足前凹陷处。

揉法：用拇指指端或中指端在穴位上点按、旋揉，每次揉30～50次。

推法：用对侧拇指腹自小脚趾根部经涌泉穴斜向然谷穴推揉，或者用同侧手拇指自小脚趾根部经涌泉穴向然谷穴抹按，另一手大拇指可以助力抹按。推或抹的方向均顺着肾经的走向操作。顺向为补，逆向为泻。每次推100～500次。

泡脚法：准备一盆稍烫的水，放两个保健球，把脚伸进盆里，将两个球一脚一个，踩在前脚掌心（涌泉穴处），脚上微微用力，让球在盆底滚动，如此泡脚滚球15分钟。

功效：通过对涌泉穴的按摩，既有效地激活了脚部的气血，也让涌泉穴得到了充分刺激，补肾强身，防病祛病。

太溪——养肾还得取其原

太溪穴是足少阴肾经原穴，有较强的补益肾气作用。因肾为先天之本，主生殖，司二便，主骨生髓通于脑，为作强之官，刺激太溪穴对全身很多脏器均有调整作用。

位置：该穴位于足内侧、内踝后方，内踝尖与跟腱之间的凹陷处。

按摩方法：盘腿端坐，用左手拇指按压右踝后太溪穴，顺时针、逆时针各按压10次。

功效：凡是肾虚引起的各种症状，如腰酸、头晕、耳鸣、脱发、哮喘等证，都可通过刺激太溪穴收到明显效果。

复溜——肾虚当要补其母

复溜穴为人体足少阴肾经上的重要腧穴。本穴物质为照海穴传输来的寒湿水汽，上行至本穴后因其再次吸收天部之热而蒸升，气血的散失如溜走一般，故名复溜。

位置：位于小腿里侧，脚踝内侧中央上两指宽处，胫骨与跟腱间。取穴时，患者应正坐或者仰卧。太溪穴直上2寸，跟腱的前方。

按摩方法：以双手拇指按压此穴，稍用力圈状按摩50次以上。每天1～2次，坚持长期按摩。

功效：可治疗肾炎、神经衰弱、精力衰退、记忆力减退、手脚冰冷等病症。按摩复溜穴对女性痛经也有效。

第十一节

戌时养护心包经

（19：00－21：00）

静心养神，与心脏“拉好关系”

戌时心包经当令

心包经——戌时值班的“臣使之官”

戌时（19：00－21：00）心包经气血充沛。心包经旺，再一次增强心的力量，心火生胃土有利于消化，这时刚好为晚餐时间。

心包因其部位接近于心肺，又是人体宗气的发源地，能帮助心肺传输气血，协调阴阳，使精神变得愉快。心包可保护心脏，使其不受外邪侵入；如有外邪侵入，心包首先掩护心脏。因此，心包的一个重要功能就是代心受邪。心脏疾患最先表现在心包上，心包经之病叫“心中大动”，患者会感觉心慌。

● 心包经上的穴位

心包经共有9个穴位，其中8个穴位分布在上肢内侧面的中间，1个穴位在侧胸上部，首穴为天池，末穴为中冲。

● 心包经的循行

心包经循行起于乳头外开1寸的天池穴。行于上肢内侧正中线，止于中指尖端的中冲穴。支脉从掌中至无名指尺侧端，与手少阳三焦经相接。

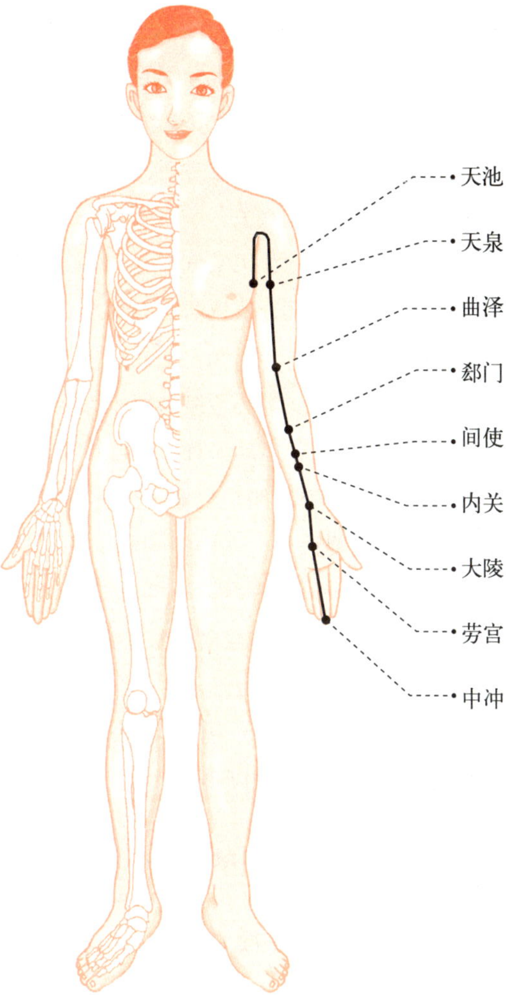

◆手厥阴心包经

心包经的养生调理之道

《黄帝内经》说“膻中者，臣使之官，喜乐出焉”。“膻中”就是心包，它位于两乳之间的正中位置，是宗气汇集的地方。宗气又是什么呢？它是聚集在人体胸中的气，又称大气，可以推动肺的呼吸。凡言语、声音、呼吸的强弱及嗅觉的灵敏度，都与宗气有关。宗气还有协助心气推动心脉搏动、调节心律的作用。如果宗气不足，就会出现气短、喘促、呼吸急促、气息微弱、肢体活动不便、心脏搏动无力或节律失常等问题。

戌时心包经气血旺，为心包经与脑神经系统最活跃的时间。此时可以做一些甩手运动，对心脏会有帮助。

另外，心包的一个功能是“喜乐出焉”，心包经主喜乐，简单地说就是要快乐。在压抑的气氛下是很容易胸闷的，在戌时要放松身心，快快乐乐地度过这段时间。

心脏不好的人，最好在戌时循按心包经。戌时阴气正盛，阳气将尽，此刻还要给自己创造安然入睡的条件，不要进行剧烈运动，以散步最好，否则容易失眠。晚餐不要过于肥腻，否则容易亢热而致胸中烦闷、恶心。

心包经是让人快乐的经络

心脏不能被病毒侵害

《黄帝内经》认为心脏是人体的统帅，掌管着血液运行和人的神智活动，是身体的根本。心脏由肌肉细胞组成，一直工作到心跳停止。

所以，心脏特别坚实耐用，是不能被侵害的。如果被外界病毒、细菌或体内的痰、瘀血侵害到了，心脏就会受伤，也就不能够藏神了，人就会生病，甚至会死去。心脏被侵害就会表现出一些受伤的症状，如病毒性心肌炎就是病毒侵害到了心肌细胞。心包和心脏之间只能允许少量润滑液，但是，如果不该进去的液体进入其中，就会形成心包积液。

心包经是保护心脏的卫士

心是不能受邪的，而心包就像“代君受过”，保护着心脏免受外邪的侵害。心包是心脏外膜组织，主要是保护心肌正常工作。心包经气不通畅，胸中心包的阳气得不到宣泄外达，人就会忧愁抑郁；心包经由于压抑阻滞不畅太久就会化火，反过来由于心包经气过于充盛，人就会兴奋地停不下来，对心脏的影响也不好。

常高高兴兴，心包经气通

有时候遇到不开心的事情，就会导致心和心包的经络之气不畅。戌时多数夫妻下班回家后，在做饭、吃饭的时候，把不开心的事先放下，多谈论些愉快的话题，让心情舒畅，这样既有助于夫妻恩爱，又有益于身心健康。千万不要在饭桌上谈论容易生气的话题，否则容易导致没胃口，影响食物消化，甚至整晚的好心情都会被破坏。

此外，还可以多按摩膻中穴。膻中穴处于两乳之间正中位置，因其部位近心肺，为宗气发源地，亦称之为气会。它能协助心肺传输气血，协调阴阳，使精神愉快。

揉捏心包经，呵护心脏

保持心包经通畅的重要性

保持心包经的通畅非常重要，因为保护心包经即是保护心脏。心主要有两大功能，即中医讲的主血脉和主神志。

心主血脉就是负责血液及其运行的管道，如血液干不干净，血管通不通畅，血液能不能在全身正常地运行，这都是心要管的事。“三高症”（高血脂、高血压、高血糖）、动脉硬化、冠心病、心绞痛、心肌梗死、脑血栓，这些病的病根都在血管上，都是因为心主血脉的功能发生异常，不能正常地净化和推动血液，导致血液不净，血管堵塞，然后出现这些病。

心主神志又叫心藏神，心主神明，就是说人的意识、思维和情志活动都是在心的主导下进行的。《灵枢·邪客》中说“心者，五脏六腑之大主也，精神之所舍也”。《灵枢·本神》中则讲“所以任物者谓之心”。强调的都是心主导人的意识、思维活动的功能。如果心主神志的功能不正常了就会出现我们通常所说的“喜怒无常”，也就是《灵枢·本神》中所讲的，“心藏脉，脉含神，心气虚则悲，实则笑不休”。

现代人最易患两种病——心脑血管病和心理疾病，都在心包经的管辖范围内。这说明现代人心包经瘀堵不通、气血不足已经成了一个普遍情况。按摩和敲揉心包经是治疗心脑血管病、心理疾病的有效方法。心包经气血旺盛，循行通畅，就会增强心包的功能，更好地保护心脏。

按摩方法

1. 两手互换着从腋下开始，自上而下捏揉心包经的行走路线，沿着胳膊、手腕、手掌，最后到中指尖。每侧捏揉10分钟左右即可。

2. 在捏揉的过程中，全身要放松，心情要平静，手上稍微用点力，动作慢一点，一下一下揉，要将力量“传递”到心脏。

3. 捏揉的时候不必具体针对某一个穴位，但如果揉某一个地方的时候感觉酸、痛、麻木，就要重点关注。因为出现这种情况就预示着这个地方可能发生瘀堵，如果不及时加以疏导将可能危及心脏健康，引起各种心脏疾病。所以一旦发现这类情况，每天按摩的时间就要比其他地方久一点，一直揉到恢复正常感觉为止。

4. 按摩心包经的最佳时间是在19：40－20：20（戌时之“中点”）。因为晚上20：00正好是心包经气血的峰值，而其前后的20分钟相对而言是气血最旺、最平稳的时候，所以这时候按摩效果是最好的，能达到事半功倍的效果。

敲揉方法

1. 选取一个安静的位置，坐在椅子上。身心放松，呼吸均匀。闭上双眼，集中注意力于心包之募穴——膻中穴10分钟。

2. 伸开双臂稍微活动一下，开始揉心包经。左手揉右胳膊上的经络，右手揉左胳膊上的经络，从乳头旁边的天池穴开始，经肩膀内侧到胳膊内侧，循着心包经的行走路线，一点一点按揉下去，直到手腕部，最后到达手掌心的劳宫穴。按揉的速度不要过快，但力度要稍大一点，能随着经络传递到心脏里面去，每侧每次按揉10分钟左右。

3. 如果按到某一个地方有酸、痛、麻木等异常的感觉，就需要在这个地方多按揉一会儿，并且每天如此，一直揉到恢复正常感觉为止。

功效：心包经畅通，心脏的功能就会好，能防治或减缓出现神志和心血管方面的疾病，如忧郁烦躁、紧张不安、失眠健忘、心脏病、冠心病、脑血栓等。

民间敲打法

在民间还有一种敲打心包经的锻炼方法，对解郁、解压非常有效。首先要用手指掐住自己的腋下，腋下里边有一根大筋，然后就可以拨动它。当拨到这根大筋的时候，小指和无名指就会发麻。这根大筋底下有一个重要的穴位，叫天泉穴。用手掐住它，并且感到手指发麻，就证明拨对位置了。如果每天晚上临睡前拨十来遍，就可以排除心包积液，对身体非常有好处。

按摩心包经上的重要穴位

膻中穴可以调气

定位：在胸前的正中线上，平第4肋间，两乳头连线的中点。取定穴位时，患者可采用正坐或仰卧的姿势。

治疗作用：膻中穴是心包络的募穴，心包经经气聚集交会处。膻中穴周围之下是心脏、肺，两侧是乳房。凡一切气机不调所致的病症，如胸闷、乳房胀疼、恶心、胃胀、咳喘、情绪压抑等，皆可取而治之。

按摩方法：点揉。用食指指腹顺时针点揉1分钟，两手交替进行。

内关穴与冠心病

定位：在前臂掌侧，曲泽与大陵的连线上，腕横纹上2寸，掌长肌腱与桡侧腕屈肌腱之间。

治疗作用：能调整心脏功能，对胸痛、胃痛、呕吐、失眠、偏头痛都有一定疗效。

按摩方法：拇指按压。具体方法是，用一只手的拇指指腹紧按另一前臂内侧的内关穴位，先向下按，再做向心性按压，两手交替进行。对心跳过速者，手法由轻渐重，同时可配合震颤及轻揉；对心跳过缓者，用强刺激手法。其他情况，可以按住穴位，左右旋转各10次，然后紧压1分钟。

大陵穴与精神疾患

定位：在腕掌横纹的中点处，在掌长肌腱与桡侧腕屈肌腱之间。

治疗作用：治疗精神疾病的疗效显著。精神疾病病位多在于心，心包代心受邪，大陵是心包经原穴。原穴，顾名思义是根本之气——元气出入的门户。

按摩方法：睡前点按穴位1分钟，两手交替进行。

第十二节

亥时养护三焦经
（21：00－23：00）
准备睡眠，养阴育阳留住青春

亥时三焦经当令

三焦经——亥时值班的“大禹”

亥时（21：00－23：00）阴气更重，阳气更弱，气机下降。此时的养生关键：有心肾疾病、低血压、低血糖、阳气虚者，应在此时及时服药，以预防半夜发病；此时还是入睡的最佳时间，但睡前要少喝水。

亥时三焦经值班，气血流注三焦经。三焦经掌管人体诸气，人体诸气皆通过三焦而输布到各脏腑。三焦通百脉，是人体气血运行的关键。三焦也是六腑中最大的脏腑。人如果在亥时睡觉，百脉就可以得到休养生息，对身体十分有益。

三焦经上的穴位

三焦经一侧有23穴（左右两侧共46个穴位），其中有13个穴位分布在上肢背面，10个穴位在颈部，耳翼后缘，眉毛外端，首穴关冲，末穴丝竹空。

三焦经的循行

三焦经起于无名指尺侧端关冲穴，至手背，转上肢外侧正中，依次按肩、颈、耳后、耳前走，止于眉梢的丝竹空穴，于目外眦交胆经。

三焦经的养生调理之道

在中医里面，三焦最主要的两项功能就是通行元气和通调水道。中医称肾为先天之本，脾胃是后天之本。人体的元气发源于肾，它由先天之精转化而来，又靠后天之精的滋养，是生命活动的原动力。而元气在人体里面主要靠三焦输送到五脏六腑，充养于全身各处，以此来激发和推动身体各个脏腑组织的正常工作。三焦就好比是“中间商”，如果没有它的周转协调，元气这个“生活必需品”就到不了“消费者”——脏腑组织那里，这势必会造成“生产”和“消费”的脱节——想卖粮食的人卖不出去，想吃饭的人得不到粮食。

中医里有一句话叫“三焦通百脉”。人体的一切经脉都有气血灌注，而三焦是气的统帅，通气血就必然与三焦相通。如果每天坚持亥时睡觉，全身百脉都能得到很好的休息和调养。这样，气血旺盛，经脉通畅，病就无孔可入。

三焦的另一项重要功能——通调水道。通调水道就是说人体全身的津液（水）的输布和排泄都由三焦管辖。水滋养着全身上下内外的脏腑组织和器官，还是体内废物的代谢载体——汗液、尿液，如果人体里面水液的输布或代谢不正常，人体的健康就会受到威胁。晚上亥时睡觉，早上六七点起床，睡眠充足的人，气色非常好，面色红润，皮肤光洁，排泄（大小便）也很有规律。

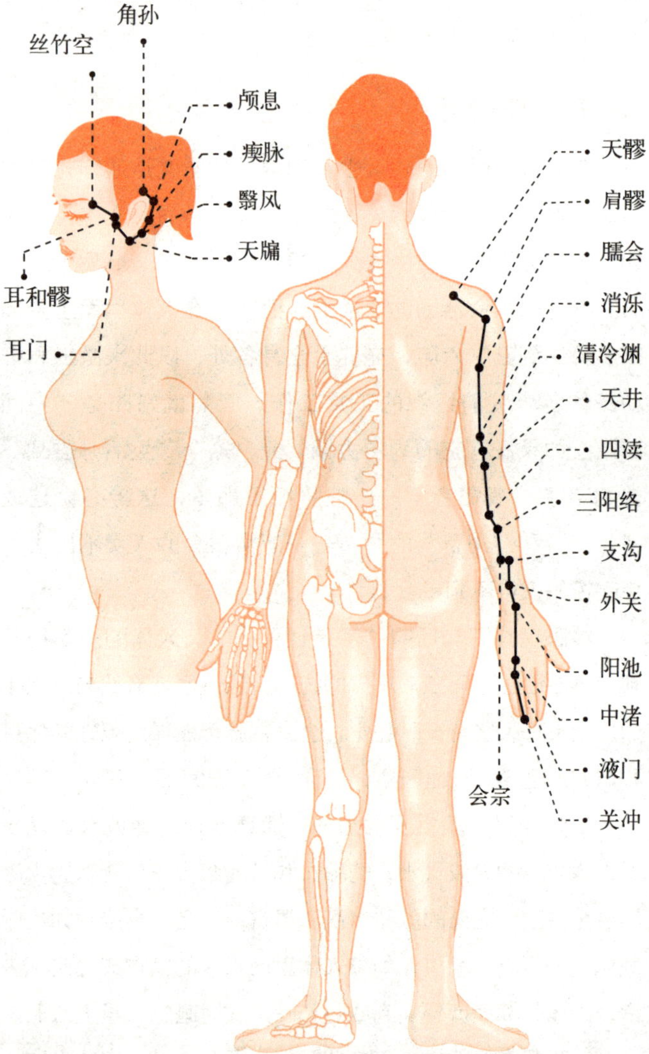
角孙
丝竹空
颅息
瘈脉
翳风
天牖
耳和髎
耳门
天髎
肩髎
臑会
消泺
清泠渊
天井
四渎
三阳络
支沟
外关
阳池
中渚
液门
关冲
会宗

◆手少阳三焦经

亥时入睡葆青春

亥时入睡最养阴

每天都要睡觉是人的本能，人不睡觉或睡眠不足就会觉得浑身不舒服，没精神。中医讲天人合一，白天属阳，是活动工作、消耗精力的时间；晚上属阴，主要的任务就是休养生息、养精蓄锐。

晚上最佳的养阴育阳的入睡时间是在子时之前、亥时之末睡着。这样不仅能让身体得到很好的休息和调养，有利于孕育新的生命力量，促进阳气的生发，还是养阴的至要之法。

中医讲，动养阳（动则生阳），静养阴（静则生阴），也就是说，养阳气的最好办法是活动，而养阴的最佳途径则是安静地休息。怎样才能做到安静地休息呢？最佳的办法，也是养阴效果最好的办法，那就莫过于夜晚的睡眠了，而睡眠的重中之重是“子午觉”。“子午觉”的关键在于熟睡，那么就需要人们在子时之前、亥时之末入睡。古人讲“先睡心，后睡眼”，亥时如果不能入睡，做不到“先睡心”，那到子时就不可能熟睡，也就谈不上“后睡眼”。

亥时是气血流注三焦经的时候，所以也是调养三焦的最佳时机。而三焦是人体健康的总指挥，五脏六腑、气血津液都是由三焦管辖的。人体的气机、水道是否通畅，五脏六腑的功能是否协调，新陈代谢是否正常，都是由三焦的功能来决定的。

拍打三焦经，元气顺畅，肺气排泄

入睡前拍打三焦经对全身有很好的保健作用。拍打时，坐着或是站着，右胳膊伸向左侧，右手正好在左侧腰部上下，然后用左手手掌从右肩膀开始，沿着胳膊的外侧三焦经的行走线路往下拍打，直到手腕，动作快慢适度，一下一下，略微用力，以振动里面的经络，每次8分钟左右。拍完之后，再用食指按揉手腕背面、腕横纹中点小窝里的阳池穴3分钟。

此穴是三焦经的原穴，揉它可以将气血引到手上——三焦经经气的源头，从而疏通整条经络。右侧的经络疏导完毕，然后换手，用同样的方法，用右手来拍打左侧的三焦经，拍完后再按揉阳池穴3分钟。三焦经打通了，能缓解内分泌失调、消渴症（糖尿病）、脾胃病、咳喘症，还有头痛、头晕、失眠、抑郁等病症。

三焦通畅血脉清

三焦通，血脉才通

中医认为水液和血液都来自于人的饮食，并且可以互相转化。血液中的绝大部分物质都是水。水液的正常运行与血液的正常循行息息相关。中医有“血不利则为水”的说法，血液运行不好就会产生水肿，如经期会出现下肢或眼部轻微水肿。

三焦运行全身水液，三焦经络不通畅，水液滞留在皮肤腠理，会影响血液运行。一些心脏衰弱的病人，血液运行无力，出现瘀血、水肿，采用利尿的治疗方法，效果往往立竿见影。所以要保持三焦经络的通利，使得水液有序运行，从而减少疾病。

二便通畅一身轻松

三焦提供废弃物排泄的通路。三焦为全身各个脏腑的功能活动输送阳气，保证脏腑功能的发挥。三焦功能正常则水液能正常运行，水液和血液能正常运送元（阳）气到各个脏腑，并且形成尿液把废弃物排出体外；饮食进入胃、肠，经脾运化生成人体气血，形成大便排出体外，才不会发生腹胀、便秘、泄泻等疾病。

上焦通路不正常，水液运行的道路受阻，一方面是由于元气无法到达，另一方面是由于阴寒的水液会损伤心肺阳气。如果心脏不能很好地输送血液，肺脏不能与外界正常地交换气体，就会出现胸闷、烦躁、气短、心悸，甚至会出现心衰、水肿等症状。

中焦气机不畅，脾将不能消化吸收，胃也不能正常向下输送食物残渣，导致气机停滞，甚至逆行，会出现腹胀、恶心欲呕、大便不畅等症状。

下焦的功能直接关系到人体排便的正常与否。尿液是液体，属于肾脏统摄，存于膀胱。如果元气不足，肾阳必定会不足，会引起小便次数多，夜尿多，甚至小便水液直接从大肠泻出，形成腹泻；相反，下焦的大肠如果有热，就会出现便秘。

元气通达头脑灵

脑为髓海

髓海是物质基础，是元气的根本，精髓储存最多的地方就在脑中。骨髓和鼻涕、眼泪的性质一样，都由肾管理。

大脑供血要充足

《黄帝内经》讲人体功能的正常发挥，要靠血液提供的阳气。眼睛能清晰地辨别东西，要靠肝脏得到良好的血液供应，肝的阳气充盛，才能通过经络到达眼部；腿的行走，手的灵活动作也不例外。大脑的血液供应也一样，蹲的时间一长，猛地站立时往往会感到头晕，那就是在重力作用下，血液没有立即供应到脑部的结果。还有一些颈椎病患者，由于血液供应不足，会出现头晕的症状。但是过度充血，比如血压过高，就有可能会胀破大脑微血管，发生中风。

神经衰弱与元气的关系

人的元气是由精髓气化而成。肾藏髓，连通脑，脑是藏髓的大仓库，所以有“脑为髓海”的说法。神经衰弱一方面是由于元气充足，道路不通畅，导致记忆力降低，精力不集中；另一方面是由于精髓亏少，元气化生不足，气不养神，出现倦怠、喜安卧、多寐嗜睡等症状。

通三焦，驱邪扶正防治老年痴呆

衰老是不可抗拒的，人们只能减慢衰老的速度。随着老龄化社会的到来，痴呆症的发病率逐渐增高。肥胖、糖尿病、心脑血管疾病、高血压、血脂紊乱容易导致三焦气化功能下降、水液代谢失常、痰瘀阻滞血脉，诱使痴呆发生。这一方面是因为老年人气血阴阳相对衰落，脏腑功能下降；另一方面三焦气化不利，生成痰浊瘀血，是痴呆症形成的直接原因。

如何保持三焦气化正常

元气是人体之根本，是动力之源泉，是各种功能的能量来源。而三焦正是元气供给脏腑阳气的通路。元气通过三焦输布到五脏六腑，激发、推动各脏腑组织的功能活动，合成并制造人体的能量物质，以供活动时用。另外，由于体温、心率、血压下降，呼吸及部分内分泌减少，使基础代谢率降低，从而使体力得以恢复。

上焦有宗气，又叫大气。宗气藏于胸中，辅助肺脏进行呼吸，并且帮助心脏运行血液。揉按膻中穴疏利上焦气化，调补宗气，以行气血。

中焦主运，按摩中脘、足三里可促进中焦气化，益气和中，以生气血、化痰浊。

下焦主泌别清浊，按摩气海穴，总调下焦气化，培补、振奋和升发元气；按摩外关穴可通调三焦。

通过按摩以上五穴，调节三焦各部的气机，进而调节三焦各部所属脏腑的气机。三焦作为气化的总司，统领五脏六腑的功能活动。只有三焦气化功能正常，气血津液化生有源及升降出入的路径通畅，才能维持机体正常的生理功能。

三焦通利，痰浊不生

痰，不仅仅是指我们肉眼可以看见的痰液，中医认为身体血脉中一切不该存在的多余物质也是痰，统称痰浊。痰浊主要是水液在体内停留聚集，并且性质黏滞，停留在经脉往往导致血液运行不畅通，从而形成瘀血。所以又把痰和瘀一起称作痰瘀。

身体三焦通利，才会气血清顺，津液流通，就不会产生痰浊。气和表现在心情愉快、食欲好、大便通畅。气和血是人体两大重要物质，阳气率领血液运行，血液可以运载阳气。气和血顺，气虚血瘀，最终变成痰浊。

平衡阴阳，保持元气不再流失

心平气和可平衡阴阳。《黄帝内经》指出，“恬淡虚无，真气从之”。暴怒伤阳，暴喜伤阴，情绪的强烈波动对身体伤害很大。

要节制性生活。过度频繁的性生活会使精血的耗伤过多，阳气损失，可能会导致白天精力不足，腰膝酸软甚至疼痛。

少上火，《黄帝内经》讲“壮火食气”。身体某一机能过度亢奋，会对元气造成损伤。比如胃火大的人食量大，若要把大量的食物消化吸收，主要依靠人体的元气。

第二章

《黄帝内经》二十四节气养生法

第一节

立春

助阳生发，激发生命原动力

《黄帝内经》立春养生法

立春是二十四节气中的第一个节气，为每年公历的2月3－5日。《月令七十二候集解》中说“立春，正月节。立，建始也”。立春意味着从这一天起，春季开始了。在中国古代，人们将立春的十五天分为三候，“一候东风解冻；二候蛰虫始振；三候鱼陟负冰”。

《黄帝内经》讲“春夏养阳，秋冬养阴”。春季是人体阳气生发的季节，应顺应天地阴阳之气的变化，给予适当的调养。中医认为，立春养生，生发食物不能少。

春季乃万物复苏之时，也是各种病毒、细菌活跃的时期，尤其是流感、过敏性疾病等最易在此季节发生。另外，立春季节因风大，风邪入体侵袭肠胃，肠胃素虚的人，容易肠鸣腹泻，所以腹部一定要注意保暖。

立春节气的气候变化

立春万物复苏

立春正是阳气初生之时，万物复苏，此刻“嫩如金色软如丝”的垂柳芽苞，泥土中想破土而出的小草，正等待着

“春风吹又生”。“律回岁晚冰霜少，春到人间草木知”，形象地反映出立春时节的自然特色。气候日趋暖和，随着立春的到来，人们明显地感觉到白天渐长，太阳也暖和多了，气温、日照、降水也趋于上升和增多。这时人们开始踏青寻春，体会那最细微、最神妙的春意。

气候仍以风寒为主

立春时节冷暖空气交替频频出现，气温忽高忽低，气压变化也大，但气候特征仍以风寒为主，因为当阳气和阴气势均力敌且进行交流的时候，便会出现风，尤其初春，更是多风。而在北方，冷空气还是占据着主导地位，甚至有的年份还会有强冷空气向南侵袭，造成较大范围的雨雪、大风和降温天气。

立春节气的人体反应

人体脉象为弦脉

随着地气的生发，人的气血已经从内脏开始向外走，这个时候，人的毛孔正处在从闭合到逐步开放的过程。人与自然是相通相应的，观察自然界的变化会有些发现。春天，人体气血从内脏向上走，植物的营养也开始从根部向外走，但植物生长并不是一下子长出树叶，而是先拱出一个尖尖的嫩芽。因为里面的气血已经向外走了，而外面依然寒冷，所以上升的阳气会有个冲破的过程。初春的时候，中医号脉，大多是弦脉，就像按在琴弦上，有种绷紧向外张的感觉。

毛孔由闭合转向开放

冬天人的毛孔处于闭合状态，夏天完全开放，而春天正好是从闭合向开放的过渡阶段。在这个阶段，人只有多穿一些衣服，才有助于毛孔的逐步打开，以使气血畅通地向外发散。人体有自保功能，如果穿得少了，毛孔就自动闭合了。

立春节气的养生原则

春季养肝正当时

立春阳气生发，养肝能护阳。春季养肝是中医养生一大重要内容。肝主疏泄，肝藏血，肝脏调畅全身气机，是气机升降出入的枢纽，又是贮藏血液、调节血量的重要器官，称为重要的“生命器官”。肝脏是人体最大的消化腺体，是人体新陈代谢的枢纽，还有解毒、调节水液与激素平衡的作用。

“肝喜调达而恶抑郁”，中医认为，肝脏与草木相似，所谓调达，就是指肝像树一样喜欢不受约束地生长，不喜欢受压抑。春天到了，草木在春季萌发生长，肝脏在春季时功能也更活跃，排浊气、畅气血，肝气起到了引导气血从里向外调动的作用，正是调养肝脏的大好时机。因此，养生以养肝护肝为主。

养肝重在疏泄

中医学五行还认为肝的生理特点主疏泄，在志为怒，恶抑郁而喜调达，故生气发怒易导致肝脏气血瘀滞不畅而成疾。养肝要戒怒，因此在立春时节，要力戒暴怒，即使生气也不要超过3分钟，要尽力做到心平气和、无忧无虑，从而使肝火熄灭，肝气正常生发、顺调。同时，养肝更忌情怀忧郁，要做到心胸开阔，乐观向上，保持心境恬愉的好心态。所以春天到了，人也要保持愉快的心情，穿着宽松舒适的衣服，多去户外散步，这样才能与大自然生发的春气相呼应。

宜辛甘发散，忌酸收之味

不宜吃酸味食物

饮食调养方面要考虑春季阳气初生，宜食辛甘发散之品，不宜食酸收之味。《素问·藏气法时论》说，“肝主春，……肝苦急，急食甘以缓之。……肝欲散，急食辛以散之，用辛补之，酸泻之”。在五脏与五味的关系中，酸味入肝，具收敛之性，不利于阳气的生发和肝气的疏泄。

适当多吃补肝养肝的食物

平时应有目的地选择一些补肝养肝的食品，如动物肝脏、鸭血、乌梅、豆制品、鸡蛋等。

多吃绿色蔬菜

饮食调养应进食清爽绿色蔬菜，提升阳气生发，进而达到调养身体的目的。可适当多吃辛甘的蔬菜，如大葱、香菜等。此外，胡萝卜、菜花、白菜等新鲜蔬菜也可多吃。

萝卜是常见的生发食物

萝卜古称芦菔，有诗云“中有芦菔根，尚含晓露清”。“秋来霜露满东园，芦菔生儿芥有孙”。萝卜根叶皆可生、熟、当菜当饭而食，有很大的药用价值。常食萝卜不但可解春困，还有助于软化血管，降血脂、稳血压，可解酒、理气等，具有营养、健身、祛病之功效。

晚睡早起，春捂防寒，宜散步

春季养生提倡晚睡早起

早春时节睡眠应遵循“晚睡早起，与日俱兴”的原则。如何晚睡早起呢？即便晚睡，也要在晚上11时之前上床，早晨可以比冬季起得早一些，到户外去散步，放松身体。

应注意春捂防寒

立春时节养生主要是防风邪，特别是乍暖还寒的时候，最好不要过早地减少衣物，仍应该注意保暖、防风。这就是古人说的“春捂秋冻”。在乍暖还寒的初春，如果不注意保暖，就容易患上流感。

室内除尘通风

由于居室紧闭了一个冬天，会有不少灰尘积聚，同时室内空气污浊。在立春时节应打开门窗，对居室进行除尘通风，以减少和抑制病菌、病毒的繁殖，预防疾病。

散步是立春最适宜的运动

虽然春天是阳气生发的季节，但是寒气仍在。所以，在中医养生里，立春时节不要进行高强度的剧烈运动，以避免过度活动而损耗能量，损伤阳气。运动应该以不出汗或微出汗为佳，散步就是立春最适合的运动。

按摩阳池穴、中渚穴和天井穴

按摩阳池穴缓解手脚冰冷

阳池即阳气的池子、阳气的聚集地。刺激阳池穴可以恢复三焦经的功能，激发人的阳气，将热能传达到全身。取穴时，先将手背往上翘，在手腕上会看到腕部背侧的横纹，在靠近手背那一侧的横纹上按压，在中心处会找到一个压痛点，就是阳池穴。按摩阳池穴，手法一定要慢，时间要长，力度要缓。让阳气缓缓释放到全身。最好是两手一起用，先以一只手的中指按压另一手的阳池穴，再交换按压。

按摩天井穴可调节心情

天井穴是手臂上的消气穴。爱生气的人，可按揉天井穴来舒缓心情。同时，天井穴是治疗淋巴结核的首选要穴。有人在颈部皮肉间可摸到大小不等的核块，互相串联，其中小者称瘰，大者称疬，统称瘰疬，也就是西医所说的淋巴结核，主要与情志不畅、肝气郁结有关，这时就可以按摩天井穴帮助调节。

第二节

雨水

谨防寒湿，养肝莫忘调脾胃

《黄帝内经》雨水养生法

每年公历的2月18－20日为雨水节气。“斗指壬为雨水，东风解冻，冰雪皆散而为水，化而为雨，故名雨水”。这个节气的到来表示降雨的开始，也表明雨量会逐渐增多。

在春季，肝脏活动比较旺盛。《黄帝内经》有“春主肝”之说。但肝木易克脾土，稍有不慎容易导致脾胃受损。同时，因为降雨的增多，湿气加重，湿邪易困扰脾胃。所以，在这一时期，要防止身体受湿邪之侵，饮食上要多吃一些健脾利湿的食物，才会起到养护脾胃的作用。

雨水时节，初雨将下，易患关节痛，尤其是风湿性关节病，“反了春，冻断筋”，说的就是这个意思。有这类顽疾的老年人尤其应注意保暖，特别是肩关节、腰关节等部位。

春雨纷飞，润物无声

万物争春

“雨水”一到，意味着寒冷的冬季完全过去了，生机勃勃的春天到来了，天气开始变得暖和，冰雪也融化成水，滋润万物，所有的生命都准备着绽放出新的活力。

雨量比冬季多

此节气代表天气已经开始回暖，降雪减少，雨量增多。雨水节气到来，并不是说这一天一定会下雨，而是表示冬季少雨的现象将告一段落，从这一天开始，降水将逐渐频繁。

雨水到，农活忙

草木随地中阳气的上腾而开始抽出嫩芽，大地渐渐呈现出一派欣欣向荣的景象。

正如农谚所说，“立春天渐暖，雨水送肥忙”。北方小麦已越冬，开始返青，南方则雨水渐多，将开始插秧，到处都是一片春耕的景象。

雨水节气的人体反应

容易感觉疲劳

在寒冷的冬天，人体的皮肤毛孔、汗腺会产生收缩，以减少体内热量的散发，从而保持恒定的体温。到了雨水时节，人们常常出现头昏脑涨、手脚无力、做什么都打不起精神、想睡觉的现象。那是因为气温回升，皮肤毛孔舒张，供血量增多了，而供给大脑的氧气则会减少，就会感到疲劳。

抵抗力有所减弱

“雨水”的气温冷暖不定，是全年寒潮出现最多的时节之一。初春的雨露会使室外温度骤降，老年人的血压会明显升高，容易诱发心脏病等；而抵抗力弱的小孩易引发呼吸系统疾病，比如咳嗽、感冒。

雨水节气的养生原则

护脾胃，固本培元

脾属土，土性敦厚，是万物生化的基础。在人体里，脾又掌握着消化水液、谷物，运送养料，滋养脏腑、四肢百骸的本领，是一切气血化生的源头。因此，中医学又称脾胃为“水谷之海”“气血之源”。

人体一天所需的物质能量、气血、津液等，都靠脾胃产生，脾胃强健，原动力十足，脏腑功能才会强盛。脾胃不仅生化能量，也调节气机升降。人身元气是健康之本，而脾胃则是元气之本。元代著名医家李东垣提出“脾胃伤则元气衰，元气衰则人折寿”的观点。李东垣在《脾胃论》说“真气又名元气，乃先身生之精气，非胃气不能滋之”，又说“内伤脾胃，百病从生”。这说明脾胃虚弱是百病滋生的主要原因。

防湿邪，不伤脾胃

春季万物生长都离不开雨水滋润，但人体在这雨水的长期“滋润”下，不仅浑身会感到黏腻、不舒服，还会出现食欲不振、消化不良等症状，这是由于脾胃受到湿气困扰所引起的。《黄帝内经》中说“湿气通于脾”，所以，这一时期要加强对脾胃的养护，健脾祛湿，将多余的水分排出体外。

养肝应多疏解郁结

《红楼梦》里的林黛玉，多愁善感。“黛玉每岁至春分秋分之后，必犯咳嗽”，这其实就是一个病机，终日愁念困于心中，肝气瘀滞不畅，引起全身气血紊乱，使其他脏器受到干扰而引发疾患。肝喜顺畅而恶抑郁，元代医家朱丹溪提出“司疏泄者，肝也”。春季是养肝的最好季节，可多吃些绿色食物。

保暖调神，平和心气

身体保暖不容忽视

“雨水”之前的天气仍然比较寒冷。但“雨水”到来后，春天已经走出寒冷。雨水时节，天气变化不定，是全年寒潮过程出现最多的时节之一，这种变化无常的天气，很容易引起人的情绪波动，乃至心神不安，影响人的身心健康，对高血压、心脏病、哮喘患者更是不利。

精神调摄，维持积极心态

在春季，肝旺而脾弱，脾弱又使得脾胃的运输、消化功能相对减弱，人体容易出现精神抑郁、腹胀腹痛等症状。由此，春季的养脾健脾很重要。养脾要静心，需以精神的调摄为主。心平气和，使肝气平稳不横冲乱撞，使脾胃得到安宁。静心则气血平稳，既不会扰乱心血，也不会损耗心气。心气充沛，方能滋养脾脏，养脾得以健胃。

第三节

惊蛰

排毒祛邪，警惕肝病的侵扰

《黄帝内经》惊蛰养生经

惊蛰在每年公历的3月5－7日，这是一年中的第三个节气。七十二候中惊蛰三候为“一候桃始华；二候仓庚（黄鹂）鸣；三候鹰化为鸠”，惊醒了蛰伏在泥土中冬眠的各种昆虫，此时过冬的虫卵也要开始孵化，由此可见惊蛰是反映自然物候现象的一个节气。

惊蛰是一个春暖花开的季节，同时也是一个疾病多发的季节。所以我们在这一节气中必须防治感冒和流感、流脑、流行性出血热、病毒性肝炎等疾病。另外，这个季节最易感染病毒性疱疹，如带状疱疹严重者会集中于腰部，俗称“缠腰火丹”，要赶快看病；坐公交车、到公共场所后回家要洗手。对于这类病毒性疾病，预防是关键。

《黄帝内经》指出“正气内存，邪不可干”。就是说，在人体正气强盛的情况下，邪气不容易侵入机体，也就不会感染疾病，所以说，增强体质对提高人体的抗病能力是十分重要的。

惊蛰时节还要防风痹。因为早春多风，天气乍暖还寒，忽冷忽热，受风后容易发生关节肌肉酸痛，其特点是游走性的，可先后发生在肩、颈、腰等关节。养生的方法是脱冬衣要晚，选择药物治疗时，可以服用舒筋活络丸或是风湿骨痛丸等。

饮食调养要根据节气变化和每个人的体质情况而定。主要以“春夏养阳”为原则，可适当多吃能生发阳气的食物。春天肝气旺易伤脾，故惊蛰季节要少吃酸，多吃养脾食物，还可以适当食用具有补益正气作用的食疗粥来增强体质。

惊蛰节气的气候变化

雨水增多，气候变化大

惊蛰时节，冷暖空气交替频繁，冷空气尽显余威，有时还会长驱直入；暖空气与时俱进，势力渐强，二者交替作用，显示出冷暖交替、风晴雨雪的天气特点。此时南方的阴雨天气开始增多；北方则是干燥多风，有时伴有沙尘天气出现。有谚语说“惊蛰刮北风，从头另过冬”，可见初春乍暖还寒，气温忽高忽低，如果遇到较强的冷空气，还需要防寒保暖，注意补充水分，以应付多变的天气。

气温逐渐上升

“春雷响，万物长”，惊蛰时节正是大好的晴天，气温回升。除了东北、西北地区仍是银装素裹的冬日景象外，中国的大部分地区的平均气温已升到0℃以上。所以中国劳动人民自古就很重视惊蛰节气，把它视为春耕开始的日子。

惊蛰节气的人体反应

肝火旺盛

惊蛰时节，人体的肝阳之气渐升，阴血相对不足，尤其是老年人，易动怒，易患眩晕、中风等疾病。对年轻人来讲，因为春天时人的阳气骤然上升，引动体内热气，如果再不注意控制自己的脾气，易出现长痤疮、怕热出汗、经期延长等症状。所以，养肝方案除了要远离烟酒、忌厚重口味的饮食，最重要的一点便是滋阴以清肝火。

皮肤病的高发时期

这个时期，风疹、麻疹、水痘和皮炎等皮肤病的发生概率增高。另外，花粉过敏症也容易发生于春暖花开的季节，症状为鼻子奇痒难忍，接连不断地打喷嚏、流清涕，眼睛也经常流泪、发痒。有人还会出现头痛、胸闷、哮喘等症状。

容易感染病毒

惊蛰过后万物复苏，是春暖花开的季节，同时也是各种病毒和细菌活跃的季节。肝病好发于此季，尤其是甲型、戊型病毒性肝炎，发病时主要表现为发热、恶心、呕吐、肝区痛、肝肿大，可伴有黄疸症状。甲肝型、戊肝型病毒除通过水、生活接触传播外，主要通过食品，尤其是食用未彻底熟透的毛蚶等贝壳类水产品传播；好发年龄主要为15岁以上的青壮年。为做好预防措施，平时应注意饮食卫生，管住口，不要食用未熟透的毛蚶等贝壳类水产品。

惊蛰节气的养生原则

提升气血，阴阳调和

惊蛰过后，各种病毒和细菌在度过了隆冬之后也异常活跃起来。到了这个时期，人体的肝阳之气渐升，阴血相对不足，因此养生应顺应阳气长盛、万物始生的特点，使自身的精神、情志、气血也如春日一样舒展畅达，生机盎然。

平衡作息，调养饮食起居

惊蛰时的养生，要根据自然物候现象及自身体质差异进行精神、饮食、起居的调养。《黄帝内经》中说“春三月，此谓发陈，天地俱生，万物以荣。夜卧早起，广步于庭，被发缓行，以使志生”。春天早睡早起，慢步缓行，可以使精神愉悦、身体通达。

提高疾病预防意识

惊蛰时节是春暖花开的日子，又是疾病多发的时期。因而，这一节气中必须做好一些疾病的预防工作。由于春季与肝相呼应，养生不当则易伤肝，要重点保护肝脏。

温热健脾，多甘少酸

应适当多吃温热食物

虽然冬季已经过去，但仍有余寒未清，人体内的阳气已经苏醒，开始生发、壮盛，此时可以吃些温补的食物御寒助阳。例如韭菜、大蒜、洋葱、香菜、生姜、葱等，这些食物都性温，味辛，可以驱散风寒，帮助消灭随着春暖而蠢蠢欲动的病菌。

应少吃酸味食物

中医认为，春天里，人体的肝气容易亢奋，名医孙思邈有“春七十二日，省酸增甘，以养脾气”之说。虽然适量酸味对补养肝气有益，但如果本身已经亢奋的肝气再摄入过多的酸味，会造成肝气过旺的现象，反而伤肝，肝受损了势必伤及脾胃。乌梅、酸梅等食物要少吃。

应适当多吃甘味食物

甘味对补脾气最有益，脾脏强健了，可以辅助肝气。甘味食物具有滋养、补脾、润燥、补气血、解毒及缓解肌肉紧张的作用，有助于脾的运化作用。性温味甘的食物有：谷类如糯米、黑米、高粱、燕麦；蔬果类如南瓜、扁豆、红枣、桂圆、核桃、板栗；肉类如牛肉、鲫鱼、鲈鱼、黄鳝。

养眠忌怒，多做和缓运动

养足睡眠

人体的皮肤在寒冷的冬天里受到刺激，毛细血管收缩，汗腺和毛孔闭合。惊蛰过后，气温升高，身体的毛孔、汗腺、血管开始舒张，皮肤血液循环也旺盛起来。这样一来，供给大脑的血液就会相对减少。随着天气变暖，新陈代谢逐渐旺盛，耗氧量不断地加大，大脑的供氧量也就显得不足了。加上气温的逐渐升高，使大脑受到某种抑制，因而人们就会感到困倦思卧，总觉得睡不够。因此，惊蛰节气要保证充足的睡眠，为身体提供足够的精力支持。

重在保暖

3月上旬，天气逐渐回暖，春雷开始震响，蛰伏在泥土里冬眠的生物感受到丝丝暖意，震惊而出。惊蛰节气时逢“九九”到九尽，但冷空气活动比较频繁，有时还会出现倒春寒的天气。老年人尤其要注意，应随天气冷暖变化增减衣服。

忌怒火，保持精神愉悦

快乐的情绪会加快身体内系统的循环，增加肝血流量，活化肝细胞。而怒气伤肝，是古代养生家最忌讳的一种情绪，“怒气一发，则气逆而不顺”；否则，肝气太盛，易患头晕、目眩、中风和精神疾患。所以，我们要学会通过发泄和转移，使怒气消除，切忌妄动肝火。

惊蛰宜做和缓运动

春季的自然界呈复苏之势。与自然界的其他生物一样，此时，人体各脏器的功能都处于比较低的状态，运动器官也不例外，如四肢关节、肌肉还处在“苏醒前期”，若运动幅度大，运动量大，对身体的伤害是巨大的。所以，应以和缓的运动为主，如走路、慢跑、打太极拳等。

第四节

春分

天门开户，顺势养阳正当时

《黄帝内经》春分养生经

春分为每年公历的3月5－7日。春分是春季的中分点，春分这个节气平分了春季的90天，在这一天，南北半球的昼夜时间相同。

春分也是一年四季中阴阳平衡、寒温各半的时节，所谓“春分者，阴阳相半也，故昼夜均而寒暑平”。在养生上，因为春分交节的这几天，天气变化频繁，温度与湿度往往相差很大，气候剧变时，如果人体不能适应，会导致人体的平衡失调，体弱者就容易生病，像眩晕、失眠、月经失调、痔疮等症都是春分前后的多发病。

春分时节，旧病容易复发。这是因为春分时，人的气血一半在里面，一半在外面，人体随着气温升高，阳气越来越盛，大量气血从里向外走的过程中，最容易出现问题，从而引发故疾，如心脏病、关节炎。

春分节气的气候变化

中国古代将春分分为三候，“一候元鸟至；二候雷乃发声；三候始电”。这是说春分后，燕子便从南方飞来了，下雨时天空便要打雷并有闪电。

春分一到，雨水也开始明显增多，平均地温已达到10℃以上，人们明显感觉到阵阵暖意。而春分节气过后，气候变得温暖，雨水也更加充沛，阳光非常明媚。“南园春半踏青时，风和闻马嘶。青梅如豆柳如眉，日长蝴蝶飞”。

春分节气的人体反应

气血活动加强

在春季，新陈代谢最活跃，人体血液正处于最旺盛的时期，激素水平也呈现高峰。此时易发常见的非感染性疾病，如高血压、月经失调、痔疮及过敏性疾病等。

关节炎进入多发期

在这个节气，尤其在中国南方地区经常阴雨连绵，低温与暖温交替出现，阴雨季节，湿气较大，容易引发风湿性关节炎。

春分节气的养生原则

保持阴阳平衡

养生应该因时而变。根据时节的变化改变养生方法，从生理和心理上保持人体的阴阳平衡状态，这是养生保健的关键。人的身体之所以会生病是因为阴阳失去平衡，造成阳过盛或阴过盛，阴虚或阳虚。

只要设法使太多的一方减少，太少的一方增加，使阴阳再次恢复原来的平衡，疾病自然就会消失于无形了。

保持心平气和

人在保持机体阴阳平衡的同时，应注意自己内心状态的一种平和。春分是一个调养精神状态的良好时机。应注重保持愉快的心情，乐观的情绪。在安神养气的时候注意不要大喜大悲，情绪失控。怒伤肝，春季是保护肝脏的重要时节，应注意让肝气调畅。而情绪波动容易影响肝气的疏泄，加重肝脏负担。春分这个节气，也是过敏性疾病、精神类疾病的好发时间。所以，春分前后，要注意避免情绪的波动，保持心胸开阔，并适当增加户外活动，将一切烦恼远离。

健脾祛湿，温补阳气，寒热均衡

健脾祛湿

春分与惊蛰同属仲春，此时肝气旺，肾气弱，故在饮食方面要戒酸性食物，多吃甜味食品。同时，由于肝气旺，易克脾土，而且春季雨水多，湿气重，饮食要注意健运脾胃。

多食用温补阳气的食物

春季饮食养生的要点以平肝熄风、滋养肝阴为主。可选用扶助正气的补品，同时宜食清淡的食物；正确的补养之道以温补为佳，忌讳以热补助长阳气。韭菜就是很好的补肝蔬菜，《本草纲目》说“韭叶热根温，功用相同，生则辛而散血，熟则甘而补中，乃肝之菜也”。所谓肝之菜，是说韭菜对肝的功能有益。民间用韭菜治病的方法很多，如恶心呕吐时，在半杯奶中加入韭菜汁两匙、姜汁少许，温服即可；韭菜炒虾米，对健肾利尿助阳也有帮助；若是阳痿、早泄，可用新鲜生韭洗净绞汁饮用，连续饮用1周。

注意温差，消除不良情绪

注意温差，勿极寒或太热

春分时节，太阳直射赤道，北半球阳光逐渐增多，气候也开始转暖。不过昼夜温差依然很大，仍然时有寒流侵袭。这样多雨多湿的气候，在穿衣方面应当尤其注意腿部与脚部的保暖，可以上薄下厚，这样能有效驱散冬季的寒邪。尤其是免疫能力较弱的老人、小孩要特别留意添减衣物，勿极寒、勿太热，以免脱穿不当引起伤风感冒。

多跑步消除抑郁情绪

跑步时，激素会增加，在活动筋骨的同时，也能加强内脏系统的循环功能，还可以有效地分散注意力。不过，要想让跑步的作用更好地发挥出来，不要等到产生了抑郁情绪再去跑步，而是平时就养成坚持锻炼的好习惯，这对及时疏导不良情绪非常有效。

第五节

清明

踏青越野，与自然同气相求

《黄帝内经》清明养生经

清明在每年公历的4月4－6日。清明节又叫踏青节，正是春光明媚、草木吐绿的时节，也正是人们春游（古时叫踏青）的好时候。此时气温升高，又是春耕春种的大好时节，故有“清明前后，种瓜种豆”的说法。

古代将清明分为三候，“一候桐始华；二候田鼠化为鴽（鹌鹑属）；三候虹始见”。描述的是在这个时节里，先是白桐花开放，接着喜欢阴暗的田鼠不再抛头露面了，全回到了地下的洞中，雨后的天空可以见到彩虹了。

清明养生贵在与自然同气相求。从立春到清明整整两个月，其间经过雨水、惊蛰、春分，至清明时节大地渐暖，到了清气上升的时候。《素问·阴阳应象大论》曰“寒气生浊，热气生清”。清明，含上清下明之意，即天空清而大地明，养生保健重在与自然同气相求。那么如何与自然同气相求？饮食是其中很重要的方面，人的许多病都是因为在饮食起居中逆于自然而生。

春属木，肝属木，在此节气中肝阳易亢，清明节气前后也是高血压的易发期，高血压患者要高度重视。现代医学也证实，春天的气候变化大，心脑血管病患者适应性较差，容易出现血压增高、头痛、头晕的症状，还易发作心绞痛。

在精神调养方面，人们应当减轻和消除异常的情志反应，贻情养性，保持心情舒畅。经常到森林、河边散步，多呼吸新鲜空气，并进行适当的体育活动。

清明节的气候变化

雨水增多

清明，取其天清地明之意，此时大地正呈现出桃花初放、杨柳低垂的清秀景致。此时的天气，除交接的那几天有可能出现倒春寒，基本上不会再出现降温的天气。但这一节气的明显特征是多雨。

气候温暖

时至清明，中国大部分地区气温都在10℃以上。“清明时节，麦长三节”。华南地区气候温暖，春意正浓；黄淮地区以南的小麦即将孕穗，油菜已经开花；东北和西北地区小麦也进入拔节期。大江南北直至长城内外到处是一片繁忙的春耕景象。

清明节气的人体反应

过敏性疾病增多

春天是百花盛开的季节，各种花的花粉会在空气中飘浮，一些过敏性体质的人吸入后会引起过敏性疾病。

情绪波动大

春天气温骤降，正处于“乍暖还寒”的时候，人会感到格外寒冷，情绪低落，工作效率低下，而且很容易感冒。

疾病多发

阴雨天气压低，空气中氧气相对减少，使人感到沉闷，人们有时会感觉血压升高，呼吸不畅，还可能诱发其他多种疾病。

清明节气的养生原则

呼吸新鲜空气

清明是外出踏青的最佳时节，此时不仅能游览山水，还能呼吸到清新的空气。尤其是郊外的空气中含有“空气维生素”之称的负离子，吸入人体后不仅能作用于末梢感受器官，调节大脑神经系统，还能促进细胞新陈代谢活动及肺的换气功能和造血功能，从而使人感到大脑清醒，精神振奋。

警惕过敏

花粉的传播过程跟湿度、温度和风速有很大关系，春暖花开时节，气温高、空气干燥、风速大，花粉的扩散量就大。所以，在春天花粉扩散的高峰期，特别是在大风或天气晴好的日子，有花粉过敏症的人应减少外出，避开花朵茂盛的景点。特别是清明时期，万物抽芽，百花吐蕊，花香四溢，过敏性体质的人更易皮肤过敏。荨麻疹、过敏性鼻炎、哮喘等，也都是这个节气的高发病。这时应在医生指导下，服用抗过敏的中药及维生素C等，如出现气粗、呼吸困难的要立即就医。

多吃新鲜蔬果，清补养肝

多食新鲜蔬菜

清明时节的养生注重与自然同气相求，应多食用当时、当季、当地产出的水果。这类水果与当地、当时的季节相适应，能帮助人体自我调节。这时应多吃韭菜、香椿、荠菜等时令蔬菜，以及红薯、白菜、萝卜、芋头等具有温胃除湿作用的蔬菜。

清明时宜清补

清明正是冷空气与暖空气交替相遇之际，天气一会儿阳光灿烂，一会儿阴雨绵绵。人体往往因为湿气侵入而觉得四肢发麻，因此在饮食调理中，除了要利水排湿之外，还要适当养血舒筋。

清明时节重养肝

春季是养肝的重要时机，如果肝功能正常，人体的气机就会通畅，气血就会和谐，各个脏腑的功能也能维持正常的工作。

调养肝脏有养肝和清肝之分。清明时节也应该多食对肝脏有益的食物，滋补肝脏之不足或预防肝脏功能下降，这就是养肝。清明时，也可服一些滋补品，如银耳，甘平无毒，能润肺生津，益阴柔肝，常吃可以达到柔肝养肺的效果，这就是清肝。

睡眠足，多备衣

睡眠充足

反常的入睡时间是扼杀阳气的一大杀手。熬夜迟睡使阳气过度损耗，赖床不起也会使阳气受损。所以，一定要养成良好的睡眠习惯，才能顺应自然，达到身心健康。这个节气养肝最好的方法就是保证充足的睡眠。中医认为，肝是藏血的器官，而凌晨1：00－3：00是肝经调养时间，可养肝血，若准时就寝，获得适当充足的睡眠，血就能归藏于肝，使人全天都神采奕奕、活力百倍；但如果是“夜猫子”一族，肝血无法得到调养，肝火便容易上扬，容易产生口干舌燥等不适。春季应避免过度劳累，充分休息，增加肝血流量，提高肝脏细胞功能。

清明多备衣，保暖有方法

清明时节多雨是这一季节的特点，会有寒暖交替的情况出现。这一节气中对呼吸系统疾病要予以高度重视，不要过早换单衣，遵循“春捂秋冻”的养生原则，谨防感冒。俗话说，“二八月乱穿衣”，说的就是清明前后人们更换衣服总是过于频繁。这个时节的天气随时可能转变，特别是昼夜温差较大，应该准备一件可以随时穿脱的外套。如果寒邪伤于肌表，阻遏卫阳，称为“伤寒”，一般会有发热、无汗、头项强痛、身痛、苔薄白、脉浮紧等症状。治疗时宜辛温解表，这时应多喝姜汤驱寒气防感冒。

按摩小肠经，拔罐治肩周炎

保养手太阳小肠经正当时

清明节气对应人体十二条经脉中的手太阳小肠经（见本书第55页）。手太阳小肠经还有一个名字叫“肩脉”，共19个穴位，其中有近一半的穴位位于肩颈部，主要用于肩颈部疾病的治疗，所以小肠经对治疗颈肩综合征有显著效果。按揉小肠经，可放松上肢肌肉、疏通经气、缓解疲劳，对关节不利或周围软组织损伤大有疗效。手太阳小肠经经气旺于未时，也就是下午的13：00－15：00，这时阳气下降、阴气上升，是其最佳的按摩时间。

拔罐可治肩周炎

让患者保持坐位。用单纯火罐法吸拔肩部肩井穴、天宗穴，留罐10～15分钟。或者让患者保持坐位或仰卧位，在其足底部斜方肌反射区进行足罐拔罐，反复20次左右；然后，在涌泉穴进行足罐拔罐，留罐15～20分钟。也可用单纯罐法，在患侧部位压痛点上拔罐，让患者保持坐位或者侧卧位，先按揉压痛点，再用闪火法吸拔痛处及肩部周围，留罐10～15分钟。每日1次，10次为1个疗程。

第六节

谷雨

调畅情志，健脾祛湿喜迎夏

《黄帝内经》谷雨养生经

4月19－21日是谷雨节气。谷雨节气的名称来自“雨生百谷”之说，表示这个时期降水对农作物的生长极为重要。

谷雨节气中雨水较多，有关节痛的人此时常常疼痛加重，生活起居中应注意保暖防寒，锻炼身体。谷雨养生还要防病毒流行，因为谷雨节气有利于病毒、细菌繁殖，所以容易发生流行性感冒、流行性腮腺炎、麻疹、流行性脑膜炎等。如果有这些疾病流行，要少到公共场所，多开窗通风，注意日常消毒，多锻炼身体等。另外，由于气温增高，雨水增多，受外界环境的影响，谷雨季节还是皮肤湿疹病的高发期，这时保持个人的清洁卫生就很重要。

这个时期，人们外出频繁，室外活动量大，全身阳气易生发外越，特别是阴虚病人，多因虚阳上扰，人体会出现口干舌燥、鼻干目涩、耳鸣等症。这个时候润养脏腑十分有益。谷雨养生首当育肾养阴，滋肾水涵肝木。谷雨前后应多食用滋阴的寒凉性食物，如西瓜、甜瓜、香蕉、甘蔗等；其次要平抑肝阳，育肾柔肝；同时健脾益气，培土生金，注意对脾土和肾阴的滋养。

谷雨节气的气候变化

常言道，“清明断雪，谷雨断霜”，谷雨后的气温回升速度加快。中国古代将谷雨分为三候，“第一候萍始生；第二候鸣鸠拂其羽；第三候戴胜降于桑”。谷雨后降雨量增多，浮萍开始生长，接着布谷鸟提醒人们该播种了，然后是桑树上开始见到戴胜鸟。

谷雨节气，东亚高空热带气旋会再一次发生明显减弱和北移，华南暖湿气流比较活跃，西风带自西向东环流波动比较频繁，江淮地区低气压和气旋活动逐渐增多。受其影响，江淮地区会出现连续阴雨或暴雨。

谷雨节气的人体反应

神经系统反应较强烈

气候处于湿热交蒸状态，容易患风湿性、类风湿性关节炎等疾病，谷雨节气以后是神经痛的发病期，如肋间神经痛、坐骨神经痛、三叉神经痛等。虽然雨水较多，但也有一段时间处于干旱之中。所以风湿、眩晕、癣疮等证也极容易发生。

脉象如游鱼

谷雨时节的气候不温不火，介于炎热的夏天和寒冷的冬天之间，故气血活动也介于夏冬之间的状态。正如《素问·脉要精微论》说“春日浮，如鱼之游在波”，意思就是说春天人体的脉搏浮而滑利，好像鱼儿游在水波之中。

谷雨节气的养生原则

谷雨时节防神经痛

由于谷雨节气后降雨增多，空气中的湿度逐渐加大，因此这个时候是神经痛的发病期，如肋间神经痛、坐骨神经痛、三叉神经痛等，日常起居应做好防范工作。

过敏性体质需谨慎

由于天气转暖，人们的室外活动增加，北方地区的桃花、杏花竞相开放，杨絮、柳絮四处飞扬，过敏体质的人应注意预防花粉症及过敏性鼻炎、过敏性哮喘等。在饮食上应减少高蛋白、高热量食物的摄入。

防胃病

谷雨时节，脾处于旺盛时期，脾的旺盛会使胃也强健起来，使消化功能处于旺盛状态。其实人体在每个季节交替的前18天内，都会处于这种状态，消化功能旺盛有利于营养的吸收，使身体能够适应下一季节的气候变化。可是饮食不当却极易使肠胃受损，所以这一时期也是胃病的易发期。胃病一般是指慢性胃炎与消化道溃疡病。

精神养生

在情志、运动方面也如清明养生一样，保持心情舒畅、心胸宽广，听音乐、钓鱼、春游、打太极拳、散步等都能陶冶性情。切忌遇事忧愁焦虑，甚至动肝火。

谷雨要除湿

谷雨后，降雨明显增多，此时养生要顺应自然环境的变化，通过人体自身的调节使内环境（人体内部的生理环境）与外环境（外界自然环境）的变化相适应，保持人体各脏腑功能的正常。要坚持加强体育锻炼，促进身体的新陈代谢，增加出汗量，运用物理方法排出体内的湿热之气，与外界达到平衡。

疏肝清热，健脾祛湿

可多吃疏肝清热、益肺补肾之品

可多吃疏肝清热、益肺补肾之品，如枇杷、茉莉花、薏米、蜂蜜、桑葚、芝麻、花生、黄瓜、杨梅、番茄、木棉花等。还可多进食冬瓜、土豆、扁豆、香蕉、菠萝、鸡蛋、鲫鱼、猪肉等健脾祛湿的食物。风寒湿痹之人忌食柿子、柿饼、西瓜、芹菜、螃蟹、田螺、蚌肉、海带等生冷性凉的食物。热痹患者忌食胡椒、肉桂、辣椒、花椒、生姜、葱白、白酒、咖喱等温热助火的食物。

食用清淡养阳之品

春季风邪当令，风为阳邪，性走窜，容易诱使宿疾复发，如高血压、哮喘、皮肤病及过敏性疾病等，故在饮食上应忌食发物，如螃蟹、虾、竹笋、公鸡、海鲜等。总之，春季饮食应掌握一个原则，食物宜由辛甘逐渐转为清淡养阳之品。

吃香椿正当时

谷雨前后的一段时间正是香椿上市的时节，这时的香椿醇香爽口，营养价值高。中医认为，香椿具有提高机体免疫力、健胃、理气、止泻、润肤、抗菌、消炎、杀虫之功效。应注意的是，因鲜香椿中亚硝酸盐含量较高，在食用前应先用沸水焯一下，亚硝酸盐就会溶在水里了。

注意天气，早晚添衣

注意天气

谷雨节气中雨水较多，但也有一段时间处于干旱中。所以风湿、眩晕、癣疮等证也极易发生。另外，谷雨节气的气温虽以晴暖为主，但早晚仍有时冷时热之时，早出晚归的人更应加倍小心，避免不必要的疾患发生。总之，注意调养情志，合理饮食，就会减少疾病的发生。

早晚加件衣

俗话说“谷雨寒死老鼠”，说的就是谷雨来，天气忽冷忽热，容易感冒。虽然谷雨节气过后，气温会逐渐升高，雨量开始增多，但是也要注意保暖，否则湿气很容易从裸露的部位侵入体内。

针灸治神经痛，浴足温经通穴

谷雨节气以后是神经痛的高发病期，如肋间神经痛、坐骨神经痛、三叉神经痛等。

肋间神经痛

中医将其称为“胁痛”。《灵枢·五邪》说“邪在肝，则两胁中痛”。《素问·藏气法时论》又说“肝病者，两胁下痛引少腹”。从病因病机上讲，肝位于胁部，其脉分布于两胁，故肝脏受病，会出现胁痛的症状。治疗以疏肝行气，活血通络为原则。

坐骨神经痛

属于中医学的“痹症”范畴，痹有闭阻不通的含义，其病因不外乎风、寒、湿邪侵袭经络，致使该经气血痹阻不畅所致。治疗坐骨神经痛以疏通经络气血为主，祛风、散寒、化湿，使营卫调和而痹病得解。

三叉神经痛

病因病机多为感受风寒之邪，客于面部经络，致使经络拘急收引，气血运行受阻，而突然疼痛。针灸对该病有较好的治疗效果。

浴足温经

木盆中倒入开水，待水温合适时，双足放于水中，温经通络5分钟。同时，做深呼吸10次。再用食指或拇指点或按两侧三阴交穴、阴陵泉穴和血海穴各6次。开穴通络，通过脏腑传感，调整脾、肾、肝三经经络及脏腑气血阴阳平衡。谷雨节气当令及前后各一天，酉时至戌时，也就是18：00－21：00时，进行浴足温经，此时为治疗胃经疾病的最好时机。

第七节

立夏

养护心脏，多饮汤水防心火

《黄帝内经》立夏养生经

每年公历5月5－7日是农历的立夏之日。“斗指东南，维为立夏，万物至此皆长大，故名立夏也”。立夏前后，南方地区刚跨进夏季；华南其余地区气温为20℃左右，属于暮春时节；而低海拔河谷则早在4月中旬即感夏热，立夏时气温已达24℃以上，可谓夏日来临了。

四季中夏天属火，“火气通于心”“暑易入心”，春夏之交，要重点关注心脏。因为立夏之后，人体气血更加外向，出汗开始增多，心跳逐渐加快，所以更要注意调养心脏，不能过累过劳。睡眠要充足，早睡早起，顺应自然。立夏时节，人们要重视精神的调养，保持神清气和、心情愉快的状态，切忌大悲大喜，以免伤心、伤身、伤神，为安度酷暑做好准备，使身体各脏腑功能正常。

立夏节气的气候变化

温度明显升高

中国将立夏作为夏季开始的日子，也习惯认为立夏是温度明显升高，农作物进入生长旺季的一个重要节气。《礼记·月令》解释立夏说“蝼蝈鸣，蚯蚓出，王瓜生，苦菜秀”。说明在立夏时节，蝼蝈开始聒噪着夏日的来临，蚯蚓也忙着翻松泥土，乡间的野菜也都彼此争相出土日日攀长。

南北雨量变化差异大

立夏前后，南方炎暑降临，雷雨增多，而华北、西北等地气温回升很快，但降水仍然不多，加上春季多风，水分蒸发快，容易出现短暂的干旱现象。

立夏节气的人体反应

天干物燥，人体易失水和上火

立夏之际，天干物燥，人体的水分容易通过出汗、呼吸而大量丢失，再加上天气变化反复无常，人体易上火。人体的新陈代谢不能保持平衡和稳定，导致生理功能失调而致使大脑指挥失灵而引起“上火”症候。具体表现为咽喉干燥疼痛、眼睛红赤干涩、鼻腔热烘火辣、嘴唇干裂、大便干燥等。

能量消耗大

进入立夏节气后，人体的心脏功能处于旺盛时期，新陈代谢加快，能量消耗比较大。所以，人体在白天所消耗的能量要靠晚上的睡眠来补充，如果睡眠不足，就会破坏体内新陈代谢的平衡，使人精神萎靡不振，进而影响身体健康。立夏节气应从饮食上适当进补以促进睡眠。

容易心烦气躁

炎热天气容易引起人的“心躁”，一定要戒躁戒怒，努力培养急事不惊、烦事不争的心态。恰如嵇康在《养生论》中所说，夏季“更宜调息净心，常如冰雪在心，炎热亦于吾心少减，不可以热为热，更生热矣”。

立夏节气的养生原则

养护心脏

心为阳脏而主阳气，也就是说心为阳中之太阳，心的阳气能推动血液循环，维持人的生命活动，使之生机不息，而心与夏气相通应，即心阳在夏季最为旺盛，功能最强。立夏在农历四月前后，天气渐热，植物繁盛，此季节有利于心脏的生理活动，人在与节气相交之时故应顺之，是养护心脏的最好时机。

保持平和心态

立夏以后，天气转热，中医学认为，“暑易伤气”、“暑易入心”。在盛夏暑日，尤其要重视精神养生，因为神气充足则人体的机能旺盛而协调，神气涣散则人体的一切机能遭到破坏。古医书中记载“善摄生者，不劳神，不苦形，神形既安，祸患何由而致也”。因此，应重视精神的调养，保持神清气和、心情愉快的状态，切忌大悲大喜，使机体的气机宣畅，通泄自如，情绪向外，以免伤心、伤身、伤神，尤其是老年人更要做到这一点。这是适应夏季的养生术。

宜多吃清热生津的食物

多食酸、少食苦

立夏是阳气渐长、阴气渐弱的时节，因此人体的肝气渐弱，心气渐强，此时应多吃酸性食物，如鱼、鸡、瘦肉、鸭肉、豆类、芝麻、洋葱、圆白菜、茄子、冬瓜、南瓜、小米、玉米等，少吃苦味食物，以补肾助肝，调养胃气。

多食生津止渴的食物

夏季因天气炎热而容易出汗，导致体内水分流失，消化系统功能降低。此时宜多吃稀食，如早晚食粥，午餐喝汤，这样既能生津止渴、清凉解暑，又能补养身体。在煮粥时还可加入荷叶、绿豆等具有消解暑热、养胃清肠、生津止渴作用的食物。

吃一些清热利湿的食物

平时还应多吃一些清热利湿的食物，如西瓜、桃、乌梅、草莓、番茄、冬瓜、黄瓜等。鲤鱼就是很好的利湿食物。立夏时节应少吃动物内脏、肥肉以及过咸的食物，如咸鱼、咸菜等。

饮食要清淡

中医认为立夏后阳气上升，天气逐渐升温，如果此时人们还多吃油腻、易上火的食物，就会造成身体内外皆热，而出现痤疮、口腔溃疡、便秘等病证。

饮食要注意卫生

夏季饮食要注意卫生，不可过食或滥食，否则，会伤害胃肠消化功能。清晨可食少许洋葱，晚饭宜饮少量红酒，以畅通气血。具体到膳食调养中，应以低脂、低盐为主。

多通风，多午睡，多做养心功

居室通风消毒

立夏以后，人的新陈代谢开始活跃起来。室外活动愈加频繁，活动量增大，加上夏季昼长夜短，所以要调适好作息时间来顺应立夏节气以达到养生的功效。居室要加强消毒工作，防止各种病菌的滋生。

坚持午睡

立夏以后，人在午后困意颇大，应顺应此节气坚持午睡，午睡对保障身体健康，减少某些疾病的发生起着至关重要的作用。研究表明，午睡可以预防多种心脏疾病的发生，如冠心病、心肌梗死等。午睡时间要因人而异，一般以30分钟到1小时为宜，长时间午睡反倒让人感觉没有精神。睡觉时不要贪凉，避免在风口处睡觉，以防着凉受风。

养护心脏要常做养心功

此功法于农历的弦朔日（初七、初八、廿二、廿三日为弦日，初一为朔日）的清晨，面朝南方端坐，去除心中杂念，叩齿9次，然后将口中津液鼓漱3次，意念中想象南方有气体从鼻入口中，并将此气与口中津液一起分3次咽入丹田。此功法使人在夏天神平体安，增强心脏功能而不伤及肺脏。

按摩内关穴养护心脏

内关穴是心脏的保护伞

取穴时可将掌心向上握拳，手掌外翻并紧绷，手臂上可见两条突起的筋，在两筋之间距离手掌横纹上2寸的地方。内关名意指心包经的体表经水由此注入体内。本穴物质为间使穴传来的地部经水，流至本穴后由本穴的地部孔隙从地之表部注入心包经的体内经脉，心包经体内经脉经水的气化之气无法从本穴的地部孔隙排出体表，如被关卡阻挡一般，故而得名。内关穴归手厥阴心包经，为本经络穴，又是八脉交会穴之一，主治本经经病和胃、心、心包经疾患，以及与情志失和、气机阻滞有关的脏腑器官、肢体病变。

按摩内关穴

内关穴具有双向调节心律的作用。若心跳快，按揉它可以减缓；若心跳过慢，按揉它又可以增加心率。按摩时，用一只手的拇指置于对侧手臂的内关穴上，向下点压，保持压力不变，旋转揉动，直至产生酸胀感，点揉1分钟即可，再换对侧。注意按揉时不可以憋气。如果经常按揉，就可以感到一种莫名的刺激感沿着前臂内侧传至心脏，这就是要达到的刺激效果，但注意不可用力过度。一般坚持一两个月，心烦、心悸、呼吸憋闷等感觉就会明显减轻或消失。

第八节

小满

未病先防，清热除湿正当时

《黄帝内经》小满养生经

每年公历5月20－22日为小满节气。小满含义是夏熟作物籽粒开始灌浆饱满，但还未成熟，只是小满，还未大满。

进入小满节气以后雨水开始增多，故民间有俗言“小满小满，江满水满”。因此，小满节气的到来往往预示着夏季闷热潮湿的天气即将来临。小满节气的养生要做好防热防湿的准备。这也符合中医未病先防的理论，否则极易引发风湿等病。再加上夏季是阳气最盛的时期，小满作为夏季的第二个节气，也是阳气最为旺盛的节气之一，天气渐趋炎热，人们容易感到心浮气躁，人的情绪波动也较大，所以平时要注意控制自己的情绪。

小满时节，万物繁茂，生长最旺盛，人体的生理活动也处于最旺盛的时期，消耗的营养物质为一年二十四节气中最多。所以，应及时适当补充，才能使身体五脏六腑不受损伤。但在饮食调养方面，宜以清淡的素食为主，忌肥甘厚腻的食物，可多吃有清热、化湿、养阴作用的食物，如红小豆、薏米、黄瓜等。

在起居上，也应顺应阴阳消长的规律，晚睡早起，中午补充睡眠，以顺应体内阳气的生发。另外，小满节气中气温明显增高，雨量增多，但下雨后气温下降幅度会很大，如果不注意添加衣服保暖，就容易受凉而患感冒。

小满节气的气候变化

炎热夏季的开始

每年5月21日前后太阳到达黄经60°时为小满。《月令七十二候集解》说“四月中，小满者，物至于此小得盈满”。小满正是适合水稻插秧的季节。小满还意味着炎热夏季的开始，是从初夏向仲夏过渡的阶段。小满也是收获的前奏，这个节气自然界的植物都比较茂盛，小麦的籽粒逐渐饱满，小满夏收作物已接近成熟，春播作物生长旺盛，进入了夏收、夏种、夏管三夏大忙时期。

降雨南北差异大

从气候特征来看，在小满节气到下一个节气芒种期间，全国各地都是渐次进入夏季，南北温差进一步缩小，降水进一步增多。华南中部和西部常有冬干春旱，大雨来临又较迟，有些年份要到6月大雨才姗姗而来，最晚甚至迟至7月。

小满节气的人体反应

皮肤病多发

夏季闷热潮湿，因起居不当必将引发风疹、风湿、汗斑、湿疹、脚气等，正是皮肤病发作的季节。《金匮要略·中风历节病脉证并治》中说"邪气中经，则身痒而隐疹"。可见，古代医学家对此早已有所认识。

消化功能减弱

小满过后，雨水多起来，天气闷热潮湿，中医称之为"湿邪"。据专家介绍，人体的脾"喜燥恶湿"，受湿邪影响最大。很多人一到雨季就会有食欲不振、腹胀、腹泻等消化功能减退的症状，还常伴有精神萎靡、嗜睡、身体乏力、不想喝水、舌苔白腻或黄腻等，中医叫作"湿邪中阻"。

容易出汗

随着气温上升，人们容易出汗。人体通过出汗调节体温，以适应温度上升的气候变化。汗为心之液，但老人不能过度出汗，需要每天补充水分，保持机体水钠平衡，尤其是运动后更要适当饮用温水，补充体液。再则要注意防晒，避免日光性皮炎。这时要尽量少吃燥热的食物，可适当炖点人参鸡汤来调补身体，以增强身体的抵抗力。

小满节气的养生原则

谨防皮肤疾病

小满节气正值五月下旬，气温明显升高，雨量增多，所以这一节气中，要注意气温变化大，随时添加衣服，不要着凉受风而患感冒。又由于小满节气多雨潮湿，若贪凉卧睡必将引发风湿症、湿性皮肤病等疾病。在小满节气的养生中，要特别提出“未病先防”的养生观点，就是在疾病没发生之前，做好各种预防工作，以防止疾病的发生。

增强机体的正气

中医学认为，人与外界环境也是息息相关的，人类要掌握自然规律，顺应自然界的变化，保持体内、外环境的协调，才能达到防病保健的目的。疾病的发生有正气与邪气两个方面的因素。邪气是导致疾病发生的重要条件，而人体的正气不足则是疾病发生的内在原因和根据，但不否定外界致病因素在特殊情况下的主导作用。因此，“治未病”应该从增强机体的正气和防止病邪的侵害这两方面入手。

清淡健胃，多吃苦味食物

多吃健胃食物

夏季蔬菜水果相对比较多，在保证清洁卫生的条件下能生吃的尽量生吃。如果想增加食欲，可以适当吃点苦味的食物，苦味食物不仅有清火的作用，同时淡淡的苦味还能增进食欲，有健胃的作用。另外，要适当补充蛋白质。蛋白质来源主要有两种，一种是动物性蛋白质，以清蒸鱼最好；一种是植物性蛋白质，以摄取豆类食物最好。

清热、凉血、解毒就选苦菜

苦菜具有清热、凉血和解毒的功效。小满前后也是吃苦菜的时节。李时珍在《本草纲目》中讲“苦菜，久服，安心益气，轻身耐老”。古代养生家也建议，夏日不妨多吃点“苦”，对人体健康有益。《礼记·内则》中记载，“凡和，春多酸，夏多苦，秋多辛，冬多咸，调以滑甘”。《本草备要》也指出，“苦能泻热而坚肾，泻中有补也”。

注意睡眠，不做剧烈运动

睡眠的注意事项

小满后，由于昼长夜短，睡眠不好，身体容易疲倦。夏天睡觉时不要为贪图凉快而睡在冷地板或凉席上，以免湿气侵入筋脉，导致风湿病，或头重身痛，或生痈疔疖。也不可随意坐在晒热的椅凳和砖石上，以免热毒侵入肌肤，而导致患坐板疮或生毒疖。

洗冷水澡

小满后，天气变得越来越热，此时可适当洗洗冷水浴，这样能增强机体的新陈代谢和免疫力，同时还能消耗体内的热量，帮助减肥。但应注意，体质弱、高血压、关节炎患者不宜洗冷水浴。

应避免做多出汗的运动

锻炼项目以散步、慢跑、打太极拳等最为合适。根据“春夏养阳”的原则，不宜做过于剧烈的运动，因为剧烈运动可致大汗淋漓，不但伤阴，也伤阳气。应当以刚出汗为度。应避免在11：00－16：00炎热的时间里进行锻炼，减少外界的高温直接照射在身体上。室外锻炼要戴遮阳帽，穿着白色或淡色、透气性能好、质地柔软及宽松、整洁的衣服。在运动过程中要增加间歇次数，每次10～15分钟。并设法在阴凉、安静处休息，锻炼时间不宜过长，每次30～40分钟。

清心安神要按摩劳宫穴和中冲穴

保护心脏的手厥阴心包经

小满对应人体的手厥阴心包经。心包有保护心脏、使心脏功能正常运转的作用，“心包为心之外膜，附有脉络，气血通行之道。邪不能容，容之心伤”。可以说心包是心的宫城，保护心不受外邪的攻击。心包经戌时（19：00－21：00）最兴旺，可清除心脏周围外邪，使心脏处于完好状态。此时一定要保持心情舒畅，看书、听音乐、跳舞、打太极拳等，放松心情，释放压力。心包经的虚证大多表现为心跳异常、失眠多梦、心悸亢奋、语言障碍、手掌发热等。心脏不好的人最好在戌时敲心包经，效果最好，而且此时应该创造安然入眠的好条件。不要剧烈运动，否则容易失眠。

按揉劳宫穴可缓解心慌气短

劳宫穴位于第2、3掌骨中间。握拳时，中指指端下即是该穴。有清心安神、消肿止痒的作用，像中暑、心痛、烦闷、胸胁痛、口舌生疮，都可以按劳宫穴。劳宫穴是一个大补穴，揉这个穴可以使心情放松；心慌气短也可以按揉此穴予以缓解。

第九节

芒种

天气炎热，清淡饮食是关键

《黄帝内经》芒种养生经

每年公历的6月5－7日为芒种，是麦类等有芒作物成熟、夏种开始的时节。《月令七十二候集解》说“五月节，谓有芒之种谷可稼种矣”，意指大麦、小麦等有芒作物种子已经成熟，抢收急迫。春争日，夏争时，“争时”即指这个时节的收种农忙。

从芒种节气开始，天气甚热，雨水较多，湿度增大，北方进入雷雨、阵雨天，南方则已进入梅雨天，人体内汗液无法通畅地发散出来，所以要注意防湿。湿热之下，人难免会感到四肢困倦、萎靡不振。而午休可帮助缓解疲劳，有利于健康。

在这个节气，气温更高，湿度更大，使心脏负荷加重，有心脏病的人要注意保养，少熬夜，避免工作过分紧张，生活要有节奏。心情保持轻松愉快，忌恼怒忧郁，这样可使气机得以宣畅，通泄得以自如。

芒种时天气开始炎热，是消耗体力较多的季节，要注意补充水分，多喝水。芒种炎热的天气使人的消化功能相对较弱，因此，饮食应当清淡而不是肥腻厚味，不要过多食用热性食物。

芒种节气的气候变化

进入梅雨季节

每年的6月5日左右为芒种，是二十四节气中的第九个节气，太阳到达黄经75°。这个节气麦类等有芒作物成熟，夏种开始。在这一节气，中国中部的长江中下游地区雨量增多，气温升高，开始进入阴雨连绵的梅雨季节，空气十分潮湿，天气异常湿热，各种衣物、器具极易发霉。

芒种的三候变化

中国古代将芒种分为三候，“一候螳螂生；二候鵙始鸣；三候反舌无声”。在芒种时节，因感受到阴气，螳螂在去年深秋产的卵破壳生出小螳螂；喜阴的伯劳鸟开始在枝头出现，并且感阴而鸣；与此相反，能学其他鸟儿鸣叫的反舌鸟却因感应到了阴气的出现而停止了鸣叫。

芒种节气的人体反应

代谢旺盛，元气消耗大

人体新陈代谢旺盛，汗易外泄，耗气伤津之时，宜多吃具有清暑益气、生津止渴的食物。老年人因机体功能减退，热天消化液分泌减少，心脑血管不同程度地硬化，饮食宜以清补为主，辅以护胃益脾和降压、降脂的食品。

容易疲倦

有谚语“芒种夏至天，走路要人牵；牵的要人拉，拉的要人推”。短短几句话，反映了夏天人们的通病——懒散。其原因是夏季气温升高，空气中的湿度增加，体内的汗液无法通畅地发散出来，人身之所及，均不离湿热之气。所以，暑令湿盛必多兼感，使人感到四肢困倦。

芒种节气的养生原则

小心受寒

通常会在芒种节气的前后，民间有“未食端午粽，破裘不可送”的说法。这告诉人们，端午节没过，气温还会有冷的时候，御寒的衣服不要收起，以免受寒。

保持情绪稳定

芒种的养生重点要根据季节的气候特征，在精神调养上应该使自己保持轻松、愉快的状态，忌恼怒忧郁，这样可使气机得以宣畅，通泄得以自如。

饮食要清淡和忌辛热

饮食调养方面应清补，勿过咸、过甜。唐朝的孙思邈提倡人们“常宜轻清甜淡之物，大小麦曲，大米为佳”。老年人因机体功能减退，饮食更应以清补为主，辅以具有降压、降脂功能的食品。对女性而言，应少吃辛热食品，多吃一些清利热湿之品，如绿豆，还应常吃健脾利湿之品，以防妇科病缠身。同时，气温升高也使人体新陈代谢旺盛，汗易外泄，耗气伤津之时，宜多吃清暑益气、生津止渴的食物。

多食清淡食物

历代养生家都认为夏三月的饮食宜清补，可多吃新鲜蔬菜、瓜果等。可为人体提供糖类、蛋白质、脂肪和矿物质等营养素，而且可预防疾病，防止衰老。

忌肥甘厚味辛热

夏季气候炎热，人体出汗较多，因此不宜食用肥甘厚味及燥热之品，如人参等补品。这些药材性辛热，炎热夏季过多食用后，会使人非常烦躁，同时也容易引起消化道及全身性的一些疾病或不适，如便秘、痔疮、口唇干裂、咽炎等。

长夏饮食稍辛温

中医学认为，长夏的饮食要稍热一点，不要太寒凉；不要一次吃得太多，在次数上可稍多一些。在中国一些南方地区，夏季炎热多雨，疾病以暑病为多，不少人有食辣椒的习惯，这是因为吃辣可以增强食欲，促使人体排汗，在闷热的环境里增添一份凉爽舒适感。

勿露脊梁，多练调息功

芒种时节的穿衣指南

芒种过后，午时天热，应该穿透气好的棉、丝质衣服，使衣服与皮肤之间存在着微薄的空气层，而空气层的温度总是低于外界的温度，这样就可达到防暑降温的效果。另外，此时人体易出汗，衣衫要勤洗勤换。

不宜裸露脊梁

在这个节气中，大街小巷开始有些人光着脊梁，认为这样凉快，其实并非如此。众所周知，皮肤覆盖在人体表面，具有保护、感觉、调节体温、分泌、排泄、代谢等多种功能。在人体皮肤上有几百万个汗毛孔，每天汗液在皮肤表面蒸发可带走身体不少热量。当外界气温超过35℃，人体的散热主要依靠皮肤汗液蒸发，加速散热，使体温不至于过度升高。此时若光着脊梁，皮肤就会从外界吸收热量，而且不能通过蒸发的方式达到散热的目的，使人反而会感到闷热。

练毛孔调息功

自然站立，双脚分开与肩同宽，双臂自然下垂，掌心朝内侧，中指指尖紧贴风市穴，拔顶，舌抵上腭，提肛，净除心中杂念。全身放松，两眼微闭或两眼平视，但要视而不见，两膝盖微屈，呼吸绵长。呼气时意念全身毛孔都张开，向外排气，使一切病气、浊气都排出去；吸气时意念全身毛孔都在采气，内脏各器官也与宇宙之气同呼吸。每次20分钟，可达到祛病延年之目的。

按摩极泉穴，午睡护心经

心、胸、神志病找心经

中医认为芒种时节对应人体的手少阴心经。《黄帝内经》中说，外邪侵犯心经，心经异常，则人的咽喉就会干燥，总是口渴想喝水，心也会感觉痛，这是臂间气厥逆的现象。如果本经所主的心脏发生病变，会出现眼睛发黄，肋胀胁满疼痛，上臂和小臂内侧后缘也会疼痛或者发麻，手掌也会热痛。

午睡可养手少阴心经

中午11：00－13：00时，气血流注心经，心经旺，气血充盈。此时宜静不宜动，应该调养休息，使心火下降；反之，则易造成胸闷、心悸、烦躁等心火旺证候。所以，人在午时能睡片刻，对于养心大有好处，可使下午乃至晚上精力充沛。尤其对患有高血压的老年人，午休最有益。午休也有助于消化。

当然，午睡时间不要太长，最好不要超过1小时。需要注意的是，手少阴心经的养生之道是减轻心脏负担，避免心脏过度兴奋。

按摩极泉穴治疗心脏疾病

按摩时，用一只手的中指指尖按压另一侧腋窝正中的陷凹处，有特别酸痛的感觉；再用同样的方法按压另一侧的穴位；先左后右，每次早晚各按1次，每次揉1～3分钟。能够有效治疗各种心脏疾病，如心肌炎、心绞痛、冠心病、心悸、心痛等。

第十节

夏至

调养身心，睡好午觉精神足

《黄帝内经》夏至养生经

夏至节气在每年公历的6月21－22日。中国民间把夏至后的15天分成“三时”，一般头时3天，中时5天，末时7天。这期间中国大部分地区气温较高，日照充足，作物生长很快，生理和生态需水均较多。

从中医理论讲，夏至是阳气最旺的时节，养生要顺应夏季阳盛于外的特点，注意保护好阳气，着眼于一个“长”字。夏至与心气相通，因为夏季多汗则易使心气涣散，中医又有“汗为心之液”，大量出汗耗损的就是心气，因而中医有“春养肝，夏调心，秋养肺，冬养肾”的四季养生学说。精神养生方面，切忌懈怠厌倦，恼怒忧郁。《素问·四气调神大论》说“使志勿怒，使华英成秀，使气得泄，若所爱在外，此夏气之应，养长之道也”。

“立夏日，吃补食”。可见，夏至补食从立夏就开始了。气候炎热也使人的消化功能相对较弱，因此，饮食宜清淡不宜肥甘厚味，要多食杂粮以寒其体，不可过食热性食物，以免助热；冷食瓜果当适可而止，不可过食，以免损伤脾胃；厚味肥腻之品宜少勿多，以免化热生风，激发疔疮之疾。这个季节的饮食养生，必须把握时令与脏腑的关系，有目的地补充心脏所消耗的能量，以保护心气。

夏至节气的气候变化

夏至这天虽然白昼最长，太阳角度最高，但并不是一年中最热的时候，因为接近地表的热量这时还在继续积蓄。俗话说“热在三伏”，真正的暑热天气是以夏至和立秋为基点计算的。大约在七八月中旬，中国各地的气温均为最高，有些地区的最高气温可达40℃。

夏至时，雨量增加。中国的主要降雨地区仍在江淮流域。有时暖湿气流抵达华北，冷暖空气相遇，午后到夜间时常出现雷雨、大风，有时甚至产生冰雹。夏至末期，江淮流域梅雨结束，华北大地由南至北开始进入雨季。

夏至节气的人体反应

易患上各种疾病

在夏至节气中，尽管天气炎热，可是阴气已经开始有所生长。由于阴气的生长，人体在此节气中便显得极其脆弱，容易患上各种疾病。

冬病极少发作

一些因寒冷而发的疾病到了夏季开始慢慢转轻，如慢性气管炎、支气管炎、肺气肿等，这些疾病在冬季发作频繁，而到了夏天则发作较少或不发作。

夏至节气的养生原则

精神调养

夏季要神清气和，心胸宽广，精神饱满，如万物生长需要阳光一样，对外界事物要有浓厚的兴趣，培养乐观外向的性格，以利于气机的通畅。

调养心脑

中医理论说“心主血脉”。心脏通过血脉向全身各组织器官输送养料，以维持正常的生理功能；而许多心脑疾病，其治疗也先从“心”的调养开始。

控制血压

夏季气温高，心脑血管疾病不会像冬季那么容易发作，但易直接影响血压的波动，因为高温酷暑容易使人烦躁不安，大量出汗又会导致血液浓缩，进出空调房间又会受到不断的冷热刺激，这些因素都会引起血压升高。严重者可引起中风或心肌梗死。

及时补充水分

天气炎热使人体排汗量增加，没有及时补充水分，泌尿系统内便会有结晶物产生，进而形成结石。多喝水能预防泌尿系结石。

运动调养

运动调养也是养生中不可缺少的因素之一。夏季运动最好选择在清晨或傍晚天气较凉爽时进行，场地宜选择在水边、公园、庭院等空气新鲜的地方。锻炼的项目以散步、慢跑、太极拳、广播操为好，不宜做过分剧烈的活动。若运动过激，会导致大汗淋漓，汗泄太多，不但伤阴气，也宜损阳气。在运动锻炼过程中，出汗过多时，可适当饮用淡盐开水或绿豆盐水汤，切不可饮用大量凉开水，更不能立即用冷水冲头、淋浴，否则会引起寒湿痹证、黄汗等多种疾病。

宜酸味和咸味食物

适当多吃酸味和咸味食物

夏季是多汗的季节，出汗多，则盐分损失也多，若心肌缺盐，心脏搏动就会出现失常。中医认为此时宜多食酸味以固表，多食咸味以补心。《素问·藏气法时论》说“心苦缓，急食酸以收之”“心欲软，急食咸以软之，用咸补之，甘泻之”。

不宜多吃过寒食物

从阴阳学说的角度看，夏季体外越热，体内越冷，因此饮食不可过寒。如《颐身集》所说，夏季心旺肾衰，即外热内寒之意，因其外热内寒，故冷食宜少不宜多，贪多定会寒伤脾胃，令人吐泻。西瓜、绿豆汤、乌梅、小豆汤，虽为解渴消暑之佳品，但不宜冰镇食之。按中医学的脏与脏之间的关系，“肾无心之火则水寒，心无肾之水则火炽。心必得肾水以滋润，肾必得心火以温暖”，从中不难看出心肾之间的重要关系。

协调作息，温浴强身

起居调养，以顺应自然界阳盛阴衰的变化，宜晚睡早起。夏季炎热，若汗泄太过，令人头昏胸闷、心悸口渴、恶心，甚至昏迷。安排室外工作和体育锻炼时，应避开烈日炽热之时，加强防护。

温水洗澡

每日温水洗澡也是值得提倡的健身措施，不仅可以洗掉汗水、污垢，使皮肤清洁凉爽，消暑防病，而且能达到锻炼身体的目的。这是因为温水洗澡时的水压及机械按摩作用，可使神经系统兴奋性降低，体表血管扩张，加快血液循环，改善肌肤和组织的营养，降低肌肉张力，消除疲劳，改善睡眠，增强抵抗力。

合理安排休息时间

在夏季应该顺应自然界阳盛阴衰的变化，晚睡早起。合理安排午休时间，一为避免炎热之势，二可消除疲劳之感。另外，夏日炎热，腠理开泄，易受风寒湿邪侵袭，睡眠时不宜吹风扇，室内外温差不宜过大，更不宜夜晚露宿。

三浴法

天气热起来，正是进行“三浴”锻炼的好时机。所谓“三浴”是指空气浴、日光浴、水浴。每天多通风，并白天开窗，进行空气浴；夏季在每天早9：00左右到户外进行日光浴，日光中的红外线照到皮肤上，对心肺功能会起到有益的作用，紫外线照到皮肤上，可使全身功能活跃且循环加速，并能刺激骨髓制造红细胞，防止贫血，此外尚有杀菌消毒作用。还有就是水浴，天气热了，正好可以通过洗澡来降温，注意水温在35℃左右。要天天洗澡，不只为了干净，还为了增强体质。

老年病找神门穴和少府穴

神门穴安神怡心

穴如其名，神气出入之门。心藏神，神门穴实为心气所出入之门。神门穴位于腕部，腕掌侧横纹尺侧端，尺侧腕屈肌腱的桡侧凹陷处。神门穴可以说是人体的安心枕，特别对经常失眠的老年人，此穴非常重要，平时可用大拇指指腹缓慢、轻柔地按摩神门穴。有条件的也可以艾灸，直接灸1～3炷，温和灸10～15分钟。有心绞痛、冠心病的老年人，可针刺神门穴，刺法为直刺0.3～0.5寸，可改善冠心病，缓解心绞痛。

少府穴清心除烦祛心火

少府穴很好找，在手掌面，第4、5掌骨之间，握拳时当小指与无名指指端之间。少府穴，少，阴也；府，府宅也。该穴名意指本心经气血在此聚集。本穴物质为少冲穴传来的高温水湿之气，至本穴后为聚集之状，如云集府宅，故名。少府穴主要防治原发性心脏病、先天性心脏病。它有清心泻火、行气活血的功效，最强的功效是清心除烦。平时多注意用大拇指按揉少府穴，能让心静下来。另外，如有手脚总爱发热，莫名地恐惧焦虑，脑部充血所引起的眼睛红赤、眼睛充血、眼睛痛、鼻黏膜充血等症状，也可多揉揉少府穴。

中医小偏方治疗暑热痱子

痱子又称汗疹、热痱，多发生于暑热夏季大汗之后，是因汗腺周围发生炎症而致的皮肤病，也是夏季最常见的一种皮肤炎症。中医认为痱子是由湿郁腠理、热蕴肌肤，肌腠不得发泄所致。当外界气温高，湿度大时，人体出汗过多而不易蒸发，堵塞了毛孔，就容易生痱子。

中医治疗暑热痱子的方法，可用金银花6克，沸水浸泡约1小时，以棉签或纱布蘸金银花浸泡液轻抹患处，每天3次。也可用败酱草9克，把药放入砂锅中，加水约500毫升，先用大火煎开再用小火煎5分钟，以棉签或纱布蘸败酱草煎出液轻抹患处，每天2次。或者用鲜冬瓜去皮切片外擦患处，每天3次。

多午休可防止“夏打盹”

老百姓常说，“春困、秋乏、夏打盹”。现代医学认为，夏季中午1：00－3：00是一天中气温最高的时候，人容易出汗，稍活动就会因出汗多消耗体力，极易疲劳。由于出汗多散热的缘故，血液大量集中于体表，大脑血液供应相对减少，或者当午饭后，消化道的血液供应增多，大脑的血液供应就更少。同时，夏至时，白天最长，天亮得早，人们起得早，而晚上相对睡得晚，容易造成睡眠不足。

中医学认为，夏至时，湿邪弥漫，脾被湿邪所困，脾又主肌肉，人体四肢就会倦怠，人也会感到浑身乏力。为了防止睡眠不足的“夏打盹”，就要增加午休，尤其是老年人，有睡眠不实的特点，因此更需要午休，以消除疲劳，保持精力充沛。

要调理夏天容易得的胃肠炎

胃肠炎以上吐下泻、脘腹疼痛为主要症状。在中医属于“呕吐”“泄泻”范畴，认为该病的发生，是受暑湿之邪或贪凉感受寒湿所致。夏至时节，气温高，湿度增大，容易受暑邪。另外，在这个季节，不宜多食冷饮，以免损伤脾胃而致病。

治疗胃肠炎可将鲜藕1000克左右洗净，开水烫后捣碎取汁，用开水冲服，每天2次服完。另外，在湿度大的季节，细菌容易繁殖，饮食要卫生，少吃隔夜饭菜，碗筷要洗涮干净，不吃路边摊的食物，以免染上肠炎、痢疾。体虚的人要注意少吃生冷食物。

第十一节

小暑

清心除烦，自我调理度苦夏

《黄帝内经》小暑养生经

小暑为每年公历的7月6－8日。《月令七十二候集解》中说，“六月节……暑，热也，就热之中分为大小，月初为小，月中为大，今则热气犹小也”。暑，表示炎热的意思，小暑为小热，还不是特别热。这时江淮流域的梅雨即将结束，盛夏开始，气温升高，并进入伏旱期；而华北、东北地区则进入多雨季节，热带气旋活动频繁。

小暑之季，气候炎热，人易感心烦不安。在自我养护和锻炼时，我们应按五脏主时，夏季为心所主而顾护心阳，平心静气，确保心脏功能的旺盛，以符合“春夏养阳”之原则。

小暑时节温度较高，降雨增多，即将进入三伏天。湿热重是其特点，此时是人皮肤病的高发期，如日光性皮炎、痤疮、晒伤、丘疹性荨麻疹等，因此要做到预防为主。发生皮疹后可外用含有激素的各种软膏或霜剂，口服抗过敏药，注意最好不用红花油等，因为有时会致敏，使病情加重。

饮食以清淡为主，注意营养均衡，可以多吃点“苦”，如苦瓜、芹菜等，具有消暑清热、促进血液循环、舒张血管的作用。同时，饮食要有节制，应侧重健脾、消暑、化湿。

起居调养，以顺应自然界阳盛阴衰的变化，宜晚睡早起。夏季炎热，若汗泄太过，令人头昏胸闷，心悸口渴，恶心甚至昏迷。安排室外工作和体育锻炼时，应避开烈日炽热之时，加强防护。

小暑节气的气候变化

天气较热

小暑日“斗指辛为小暑，斯时天气已热，尚未达于极点，故名也”。太阳黄经为105°。此时虽然天气已经很热，但还不到最热的时候，所以叫小暑。小暑已是初伏前后，很多地区的平均气温已接近30℃。

多有暴雨

暴雨时常在小暑节气光顾中国的大部分地区。由于这段时间的雨量集中，所以防洪防涝显得尤为重要。有农谚“大暑小暑，灌死老鼠”之说，更有“小暑南风，大暑旱”“小暑打雷，大暑破圩”的经验总结。就是说小暑若是吹南风，则大暑时必定大旱；小暑如果打雷，必定有大水冲决圩堤。

小暑节气的人体反应

易得胃肠道疾病

夏季饮食不洁可引起多种胃肠道疾病，如痢疾、肠炎等，若进食腐败变质的有毒食物，还可导致食物中毒，引起腹痛、腹泻，重者出现昏迷或死亡。气温高时，人体消化液分泌减少，胃酸分泌相应减少，食欲就会受到抑制。因此，人们在夏季往往吃得比较少。

容易中暑

人体内的血流加快，心脏负荷大，人们最应该警惕的便是心力衰竭。在三伏天里，最易发生的季节病就是中暑。中暑主要是因为气温高、通风差、体热不能及时向外发散而造成的。

小暑节气的养生原则

暑邪耗气防苦夏

“苦夏”是一种常见的暑热证，大多发生在体弱多病和中年脑力劳动者身上。苦夏是由于天暑地热，人体与气候不适应，造成神经功能紊乱和失调。常表现为：一进入夏天，就会经常感到头昏脑涨、全身乏力、倦怠嗜睡、食欲减退、精力不集中、心烦不安等。到秋日暑衰，各种不适便不治而愈，饮食和精力亦恢复正常。苦夏可以从饮食、运动、精神调养、合理安排生活起居等多方面进行防治。

夏季养心戒烟酒

烟酒等不良嗜好对心脏循环系统的影响非常大，同时由于夏季炎热，心气易涣散，容易引起各种疾病。日常生活中应减少或戒除烟酒的不良刺激，做到心平气和。

夏季精神调摄

盛夏季节，应安神调心，保持心境平和，即俗话说的“心静自然凉”。在夏季高温的刺激下，人体正常的生理功能往往会发生变化，如心火偏旺，人的心情会变得烦躁，情绪很容易激动，自我控制能力下降。因此，在炎热的夏季，要保持一个平稳的心态，防止“上火”。

清凉消暑，多吃含钾和酸味食物

多吃消暑食物

“热在三伏”，此时正是进入三伏天的开始。“伏”即伏藏的意思，所以人们应当减少外出以避暑气。民间度过三伏天的办法是吃清凉消暑的食品。俗话说“头伏饺子，二伏面，三伏烙饼摊鸡蛋”，这种吃法便是为了使身体多出汗，排出体内的各种毒素。天气热的时候要喝粥，用荷叶、土茯苓、扁豆、薏米、猪苓、泽泻、木棉花等材料煲成的消暑汤或粥，或甜或咸，都适合此节气食用，多吃水果也有利于防暑。

含钾食物补体力

由于夏天人们出汗较多，致使体内丢失一部分水分、盐分及一定量的钾元素，会出现倦怠无力、头昏头痛、食欲不佳、精神不振等症状。为防止缺钾，在日常膳食中可多吃大豆、草莓、西瓜、桃子、土豆、紫菜、芹菜、毛豆等含钾丰富的食物。

多酸生津兼敛汗

炎热夏季出汗较多，食欲不振，四肢乏力，脾胃功能降低。酸味食物能敛汗止泻、祛湿，可预防人们因流汗过多而耗气伤阴，又能生津解渴、健胃消食。因此，夏季应适当吃些酸味食物，如番茄、柠檬、草莓、乌梅、杨梅、葡萄、山楂、菠萝、杧果、猕猴桃等。此外，持续高温下细菌易繁殖，多吃酸味食品可增加胃液酸度，帮助杀菌和消化。

小暑节气的起居养生

起居应少动多静，要注意劳逸结合，保护人体的阳气。要保证充足的睡眠，并利用午睡弥补夜晚睡眠不足。夏季人体能量消耗很大，运动时更要控制好强度。运动后勿用冷饮降温。

晨练不宜过早

夏季天亮之前，空气并不清新，是污染的高峰期。在日出前没有光合作用，绿色植物周围并没有多少新鲜氧气，不利于健身；并且清晨气温偏低，如果衣着较少，易患感冒，或引发关节疼痛、胃痛等病证。故夏季晨练的时间不宜早于清晨6点。

应正确使用空调

夏季使用空调时，室温应控制在26～28℃，室内外温差不宜超过8℃；定时通风换气，禁止在空调房抽烟。长时间在空调房间的人，每天要到户外活动3～4小时；年老体弱者、高血压患者，最好不要久留空调房间。

夏不坐木

小暑节气时，因为气温高、湿度大，久置露天里的木料，如公园、小区里的椅凳等，露打雨淋，含水分较多，表面看上去是干的，可是经太阳一晒，温度升高，便会向外散发潮气。体虚或老年人如果在上面坐久了，能诱发痔疮、风湿和关节炎等病。所以，在小暑节气中要注意不能长时间地坐在露天放置的木料上。

中医小偏方助你三伏天轻松度苦夏

苦夏，中医称为“疰夏”，主要症状为不思食、恶心、头昏乏力、倦怠思睡、舌苔腻、小便少、汗多。中医认为，小暑时节气候炎热，令人体的气血也由脏腑大量输送到体表，这时脏腑的气血就显得相对亏虚。另外，三伏天因天热下降，地湿上升，湿热交争困于脾胃，脾胃功能也随之减弱，从而出现了疰夏的症状。对苦夏的人，可服藿香正气水，醒脾化湿；或薏米、白扁豆、荷叶、大米粥以养脾胃；或辅以香砂养胃丸以健脾助消化。可用党参、五味子、麦冬、当归、陈皮、青皮、甘草、黄柏、神曲煎汤，每日服用2次，连续服用1周左右，能有效预防疰夏。

第十二节

大暑

谨防湿热，三伏天远离中暑

《黄帝内经》大暑养生经

每年公历7月22－24日是夏季最后一个节气——大暑，也是一年中最热的节气。

夏季气候炎热，酷暑多雨，暑湿之气容易乘虚而入，暑气逼人，心气易亏耗，尤其老人、体虚气弱者往往难以将养，而导致苦夏、中暑等症状。

大暑是全年温度最高、阳气最盛的时节，在养生保健中常有“冬病夏治”的说法。故对于那些每逢冬季发作的慢性疾病，此时是最佳的治疗时机。

大暑节气的气候变化

常有雷雨

每年7月23日前后，太阳到达黄经120°时为大暑节气。大暑与小暑一样，都是反映夏季炎热程度的节令，大暑表示炎热至极。这个时候天气比较复杂，时而有阵雨、雷雨、强对流天气，时而有多云转晴天气。高温天气时有发生，但是随着雷阵雨天气的到来，高温又有所缓解。

多高温

大暑正值中伏前后，在中国很多地区，经常会出现40℃的高温天气。大暑节气是华南一年中日照最多、气温最高的时期，是华南西部雨水最丰沛、雷暴最常见、30℃以上高温日数最集中的时期，也是华南东部高温出现最频繁的时期。

大暑节气的人体反应

气血运行和心脏功能都旺盛

夏季主阳，是阳盛之极，阳气盛、气温高，充于体表，人体阳气运行畅达于外，气血趋向于体表。心气通于夏，人体心脏与夏季相应，心脏的生理功能在夏季比较旺盛，具体表现在心主血脉，气血旺盛，运行畅达，汗液排泄增加，阳气充，浮于外，功能活动亦加强，精力充沛。

易中暑

此时大量出汗津液外泄。大暑节气气候炎热，酷暑多雨，暑湿之气容易乘虚而入，心气易亏耗，尤其老人、儿童、体虚气弱者往往难以承受，导致中暑。夏季炎热，易使人体腠理开泄、津液外泄，出汗量远远大于其他季节。

大暑节气的养生原则

切不可急躁或大怒

睡眠要充足，不可在过于困乏时才睡，应当在微感乏累之时便开始入睡。不可露宿，室温要适宜，不可过凉或过热，房中也不可有对流的空气，即所谓的“穿堂风”。早晨醒来，可先在床上做一些保健的气功，如熨眼、叩齿、鸣天鼓等，再下床活动。早晨可到室外进行一些健身活动，但运动量不可过大，以身体微出汗为度，可选择散步或练习静气功。日常生活中，气温高的中午不要外出，而居室温度亦不可太低，工作量不宜过大。

防止“情绪中暑”

大暑时节高温酷热，人们易动“肝火”，会产生心烦意乱、无精打采、思维紊乱、食欲不振、急躁焦虑等异常行为，这是“情绪中暑”所引起的。养生要注意心态宜清静，越是天热越要“心静”，以避免不良刺激。

药补以清热补气为主

大暑时节药膳养生应注意清热补气。可服用凉性的补气药，以达到清补的功效，也就是补而不热。这样的中药有西洋参、沙参、山药、白芍、太子参、扁豆等。

益气养阴生脉汤

取人参3克，麦冬10克，五味子5克。将各药加水煎取汁，连煎3次，然后将3次汁混合备用。每日1剂，分数次温饮。方中人参补肺益气而生津，麦冬养阴清肺而生津，五味子敛肺止汗而生津，并能收耗散之气。三物合用，能益气复脉、养阴生津。适宜于心悸不宁、少气懒言、夜寐不安、多梦健忘、口干舌燥等症。

莲梗薏米扁豆粥

取莲叶梗30克，柳叶3克，薏米15克，扁豆20克。加水3碗，煎至1碗服用，每日1剂。常食有祛暑清热、健脾利湿的作用。

寡言养气，在家练养生功

寡言以养气

大暑时节，人体元气不足，若是经常喋喋不休地大声叫喊，必然要消耗肺气，影响呼吸系统的正常功能，致使体内元气不足，外邪乘虚而入致百病丛生。有些人追求刺激，群聚在一起狂呼乱叫，嬉笑不已，这样只会损精耗气，使人精神涣散，血气流荡，变生他疾。因此，这个时节应寡言少语，以养元气。

常静坐转颈叩齿

大暑季节要慎外出，可以在早晚进行身体活动。可以练习以下功法：坐姿，双拳撑地，头部向肩部方向扭动，远视，左右方向各做20次。叩动牙齿40次，调息，津液咽入丹田10次。可治头痛、胸背风毒、咳嗽上气、喘咳烦心、胸膈胀满、掌中热、脐上或肩背痛、中风、多汗、心情郁结、健忘等证。

第十三节 立秋

益肺生津，养收顺天地秋气

《黄帝内经》立秋养生经

每年公历的8月7－8日，当太阳到达黄经135°时为立秋。立秋的“立”是开始的意思，“秋”是指庄稼成熟的时期。农历书曰，“斗指西南维为立秋，阴意出地始杀万物，按秋训示，谷熟也”。立秋表示暑去凉来，秋天开始之意。

立秋的气候是由热转凉的交接节气，因此秋季养生，凡精神情志、饮食起居、运动锻炼皆以养收为原则。同时，中医认为，立秋到秋分之间，属于“入地户”，气化由阳入阴，天气渐凉。所以，从立秋起，要开始养阳。

在饮食调养上，益肺气滋肾阴、养肝血润肠燥是秋天饮食之要。因此要多吃些滋阴润燥的食物。要吃些温食，少辛增酸。因为初秋时节，仍然是湿热交蒸，以致脾胃内虚，抵抗力下降，这时若能吃些温食，有极好的健脾胃的功能。

立秋节气的气候变化

禾谷成熟时天气渐凉

立秋是二十四节气中的第十三个节气，时值公历8月7日前后。中国民间有谚语“立秋之日凉风至”，即立秋是凉爽季节的开始。从这一天起，气温由最热逐渐下降，总的趋势是天气逐渐凉爽。此时暑天的闷热天气已经没有了，人身上也不再有黏热的感觉。

“秋老虎”肆虐

立秋是凉爽季节的开始，但由于中国地域辽阔，纬度、海拔高度不同，实际上不可能在立秋这一天同时进入凉爽的秋季。从其气候特点来看，立秋由于盛夏余热未消，秋阳肆虐，特别是在立秋前后，很多地区仍处于炎热之中，故素有“秋老虎”之称。这种炎热的气候，往往要延续到9月的中下旬，那时天气才能真正凉爽起来。

立秋节气的人体反应

呼吸道抵抗力下降

气温下降及空气干燥会降低呼吸道黏膜的抵抗力，细小支气管的阻力增加，黏膜纤毛运动减少，使感冒、支气管炎、哮喘等发病数增多。

情绪低落

秋应于肺，肺气虚则机体对不良刺激的耐受性下降，容易产生悲秋的情绪。

易出现干燥症

秋季气候干燥，燥邪伤津，津液受损，人易有肺燥、鼻干、毛发皮肤干枯、便秘等干燥症的表现。

立秋节气的养生原则

避免伤肺气

秋天养生以养阴为主。农历秋季七、八、九月，阴气已升。秋风劲急，物色清明，肃杀将至。人们要早睡，并要鸡鸣即起，使情绪安逸宁静，以缓和秋季肃杀之气的影响。如果人体违逆了秋季收敛之气，就要伤害肺气。秋季伤害了肺气，到了冬季就要发生飧泄的病变，这是因为人在秋季养“收气”不足，到了冬季奉养“藏气”力量不够的缘故。

注意养护肺脏

深呼吸可清肺，可常做腹式呼吸：伸开双臂，尽量扩张胸部，然后用腹部带动来呼吸，这种呼吸方式可增加肺容量。或者用缩唇呼吸法，快速吸满一口气，呼气时像吹口哨一样慢慢“吹”出，目的是让空气在肺里停留的时间长一些，让肺部气体交换更充分。支气管炎病人可常做。

内心应平和宁静

这一节气在精神调养上，要注意内心应平和宁静，保持心情舒畅，切忌悲忧伤感。即使遇到伤感的事，也应主动予以排解，以避肃杀之气，同时还应收敛神气。

多吃生津润燥食物

适当多吃酸味食物

在秋季养生中，《素问·藏气法时论》说“肺主秋……

肺欲收，急食酸以收之，用酸补之，辛泻之”。可见酸味收敛肺气，辛味发散泻肺，秋天宜收不宜散，所以要尽量少吃葱、姜等辛味之品，适当多食酸味果蔬。

饮食不要过于生冷

此季天气由热转凉，人体为了适应这种变化，生理代谢也发生变化。饮食特别注意不要过于生冷，以免造成肠胃消化不良，发生各种消化道疾患。

适当多吃生津润燥食物

秋时肺金当令，肺金太旺则克肝木，故《金匮要略》又有“秋不食肺”之说。秋季燥气当令，易伤津液，故饮食应以滋阴润肺为宜。《饮膳正要》说，“秋气燥，宜食麻以润其燥，禁寒饮”。也有养生家主张入秋宜食生地粥，以滋阴润燥。秋季时节可适当食用芝麻、枸杞子、百合、糯米、大米、蜂蜜、枇杷、乳制品等柔润食物，以益胃生津。

应忌过燥的食物

中医学认为，燥热之品易伤津耗气。秋季燥邪当令，肺为娇脏，与秋季燥气相通，容易感受秋燥之邪。许多慢性呼吸系统疾病往往从秋季开始复发或逐渐加重。所以，秋令饮食养生应忌过燥的食物，比如一些煎炸类的食物，刺激性强、辛辣、燥热的食品也应少吃，如辣椒等。还要避免各种湿热之气积蓄，凡是带有辛香气味的食物，都有发散的功用，因此提倡吃一些辛香气味的食物，如芹菜等。

早起早睡，静心练功

增加夜里的睡眠时间

此节气中增加夜里的睡眠时间很有道理，正好借此以补偿夏日的睡眠不足。秋季早睡，完全符合“养收之道”的养生原则。立秋时节，早晚温差大，要根据天气变化，注意穿脱衣服，夜间睡眠要盖好被子，防止感冒和着凉。

应早起，着衣不宜多

早睡可调养人体中的阳气，早起则可使肺气得以舒展，且防收敛之太过。立秋之初，暑热未尽，虽有凉风时至，早晚温差大，白天仍然炎热异常，但天气变化无常，即使在同一地区也会出现“一天有四季，十里不同天”的情况。因而着衣不宜太多，否则会影响机体对气候转冷的适应能力，易受凉感冒。

选择清幽之地晨练

立秋后，是开展各种运动锻炼的好时期。秋季养生不能离开“养收”这一原则，要把保养体内的阴气作为首要任务。运动也应顺应这一原则，即运动量不宜过大，宜选择轻松平缓的项目。尤其是老年人、体质虚弱者，以防出汗过多，阳气耗损。

内心应平和宁静

立秋节气在精神调养上，要注意内心应平和宁静，保持心情舒畅，切忌悲忧伤感。即使遇到伤感的事，也应主动予以排解，同时还应收敛神气，以适应秋天容平之气。

按阳陵泉穴护胆经，刮痧去阴暑

子时睡眠养胆经，晨醒后头脑清。中医认为，立秋节气对应的是人体的足少阳胆经。中医认为“凡十一藏，取决于胆”，也就是说胆脏健康往往决定了其他脏腑的健康，胆汁分泌正常，是脾胃功能运行正常的基本保障，有“肝之余气，泄于明胆，聚而成精”之说。人在子时前入眠，胆方能完成代谢。“胆汁有多清，脑就有多清”。子时前入睡者，晨醒后头脑清晰、气色红润。

敲胆经

敲胆经能刺激胆汁分泌、提升吸收能力。每天在大腿外侧的四个穴位点，分别是环跳、风市、中渎、膝阳关，用力敲打，每敲打四下算一次，每天敲左右大腿各50次，也就是左右各200下。由于大腿肌肉和脂肪都很厚，因此必须用力，才能有效刺激穴位。敲胆经主要在刺激胆经，可增进胆汁分泌，提升人体吸收能力。

按摩阳陵泉利胆舒筋

阳陵泉是足少阳胆经穴。在小腿外侧，当腓骨小头前下方凹陷处。它有舒筋脉、清胆热、驱腿膝风邪、疏经络湿滞之功，是治疗下肢筋病要穴。多数人常有抽筋的毛病，指肌肉突然、不自主地强直收缩，造成僵硬疼痛，往往让人难以忍受。抽筋发作时，可以用手指指腹或者握拳用指压阳陵泉穴，就可加速复原，减轻疼痛。

足少阳胆经循行过肩，上病下取，通过按摩刺激阳陵泉穴还能调和气血，疏通经络，解除经筋瘀阻，缓解疼痛。具体方法是：先点按阳陵泉穴3～5分钟，然后做肩关节的前举、后伸、旋前、旋后、外展、内收、上举运动各10～15次。每天1次，每周5次。

刮痧去阴暑

这个节气人体易患阴暑病症，民间刮痧法能有效治疗这一病症。可以在背后膀胱经以及肘窝、腘窝处刮痧。而有发热恶寒、腹泻腹痛、恶心呕吐、身重疼痛、神疲倦怠等症状的阴暑患者，除了在后背膀胱经刮痧外，还应按摩腹部的神阙、关元等穴位。刮痧手法要轻，一般每个部位刮3～5分钟，最长不超过20分钟。对于一些不出痧或出痧少的患者，不可强求出痧，以患者感到舒服为原则。

立秋要防肺燥

立秋是由热转凉的交接节气，此时阳气渐收，阴气渐长，早晚温差比较大，气候干燥，空气湿度小。秋季对应的内脏为肺，肺主一身之气，司呼吸，开窍于鼻。而秋季的主气为燥，燥为阳邪，最易耗伤津液，燥邪每从口鼻侵于肺，耗伤肺阴，出现肺燥，可表现为口干、唇裂、鼻塞、咽痛阵发性干咳，甚至流鼻血或咯出带血的痰等一系列呼吸系统病证。

立秋防肺燥应多吃白色食物。肺和五色中的白色相对应，提醒平日容易感冒，或是肺与支气管常不舒服、易咳嗽的人，平时肠胃脆弱但又容易胖的人、肤色不佳的人，都要多吃一些白色的食物，像白萝卜、白菜、菜花、银耳、甘蔗、杏仁、山药、茯苓、白芝麻、百合、白芍等。

护肺按摩操。叩肺俞穴，每晚临睡前端坐椅上，两膝自然分开，双手放在大腿上，头正目闭，全身放松，意守丹田。吸气于胸中，两手握成空心拳，轻叩背部肺俞穴（位置在背后第3胸椎棘突下，左右旁开二指宽处）数十下，同时用掌从两侧背部由下至上轻拍，持续约10分钟。此法可以舒畅胸中之气，有健肺养肺之功效。

如何调理处暑易得的便秘

燥气为秋季主气，中医学认为燥易伤肺。此外，肺与大肠还有密切联系，它们“互为表里”，而肺燥下移于大肠，肠燥则便秘。应服用养阴生津、清热润肺的顺安汤。顺安汤全方为9味药，一起煎成汤饮用能够起到养肺、养阴、养津、养收、润燥、护肝的功效。

顺安汤配方为五味子、天麻、荷叶各2克，薏米、百合、金银花、西洋参各3克，麦冬、石斛各5克。宜于每日卯时（5：00－7：00）、亥时（21：00－23：00）冲水服用。每日2次，每次1剂。

第十四节

处暑

调理作息，润燥慎防“秋老虎”

《黄帝内经》处暑养生经

每年公历的8月22－24日，太阳到达黄经150°时是二十四节气的处暑。处暑既不同于小暑、大暑，也不同于小寒、大寒，它是代表气温由炎热向寒冷过渡的节气。节令到了处暑，气温进入了显著变化阶段，温度逐日下降，已不再暑气逼人，民间谚语也说“立秋处暑天气凉”。

处暑时节，秋燥也逐渐明显，人容易出现口鼻干燥、咽干唇焦的燥证。因而，衣服不要加得太多，忌捂，但也不能过凉。所以，此时节要注意防燥，饮食起居均要调剂周到。要注意早睡早起，早睡可以避免秋天肃杀之气，早起有助于肺气的舒畅。

在精神调养上，时至处暑，自然逐渐出现一片肃杀的景象，此时人们容易产生悲伤的情绪，不利于人体健康。处暑时节要注重收敛神气，使神志安宁，切忌情绪大起大落，平常可听音乐、练习书法、钓鱼等，这些活动能安神定志。

在饮食调养方面，这个节气肝心少气，肺脏独旺，饮食上宜增咸减辛，助气补筋，以养脾胃。顺应肺脏的清肃之性，还可结合药膳进行调理。

处暑时节运动不宜太过，较小的运动量、避免大量出汗是这个节气运动的首选原则，以免伤阳气。也可多做广播体操、打太极拳、散步等。

处暑节气的气候变化

暑气下降

节令到了处暑，气温进入显著变化阶段，已不再暑气逼人。处暑时平均气温一般较立秋降低1.5℃左右，白天热，早晚凉，昼夜温差大，降水少，空气湿度低。

下午仍炎热

处暑即表明暑天的结束。中国大部分地区气温由炎热向寒冷过渡，但晴天下午的炎热亦不亚于暑夏之季，这就是人们常讲的“秋老虎，毒如虎”。

全国天气变化差异大

北方气温下降明显，南方开始感受“秋老虎”。华南、西南、华西地区雷暴活动较多，尤其以华西地区秋雨偏多，但在9月份中国大部分地区都开始进入少雨期。

处暑节气的人体反应

依照自然界规律，秋天阴气增、阳气减，对应人体的阳气也随着内收，导致人会有懒洋洋的疲劳感，早上不爱起，白天不爱动，这就是“秋乏”。同时容易出现口鼻干燥、咽干唇焦的燥证。

早晚温差大，人体不适应

气温下降明显，昼夜温差加大，雨后艳阳当空，人们往往对夏秋之交的冷热变化很不适应，一不小心就容易引发呼吸道感染、肠胃炎、感冒等疾病，故有“多事之秋”之说。

情绪稳定

秋天主收，这个季节的情绪会慢慢地收敛，表现出不亢奋、不郁结的特点。培养好的生活习惯，逐步调节自己的脾气、习气和个性，情绪就能稳定。养生专家都强调“身心要双修”，身体不好容易影响心理。中医养生很注重“气和”，气顺了，身心获得舒展，心自然而然就平静下来了。

处暑节气的养生原则

调整作息

秋季养生之所以强调保证睡眠时间，是因为睡眠有很好的养生作用。处暑节气正是处在由热转凉的交替时期，自然界的阳气由疏泄趋向收敛，人体内阴阳之气的盛衰也随之转换，此时起居作息也要相应地调整。进入秋季养生，首先调整的就是睡眠时间，早睡早起是众所周知的。

秋季养生贵在和

立秋标志着秋季的开始。此后，气温开始下降，空气中的湿度也随之下降。由于人体的生理活动与自然环境变化密切相关，秋季人体内阴阳也随之发生改变。秋季处于“阳消阴长”的过渡阶段，因此，秋季养生在对精神情志、饮食起居、运动导引等方面进行调节时，应注重一个“和”字，即“调和阴阳”，并结合“秋收”的特点进行养生保健。

防秋燥

处暑时节的养生重点是预防“秋燥”。由于秋天空气中的水汽含量小，相对湿度下降，特别是空气的相对湿度低于30%以下时，人们就会感觉到皮肤干涩粗糙、鼻腔干燥疼痛或口燥咽干、大便干结等，需及时采取预防措施以避免发展为秋燥症。

寒凉解秋燥，多喝水

多食寒凉食品

饮食养生的方法对“秋燥”有很好的预防效果，特别提出要多吃一些寒凉多汁的蔬菜水果和流食，如黄瓜、番茄、冬瓜、百合、白萝卜、胡萝卜、梨、苹果、葡萄、荸荠、甘蔗、柑橘、香蕉、柿子、菠萝、罗汉果、红枣和汤、粥等，这不但有利于维生素的补充，还能够增加水分的摄入。饮食上要尽可能少吃花椒、辣椒等辛热食物，更不宜吃烧烤食品，以免加重秋燥的症状。

养阴润肺早滋补

秋季人体精气开始封藏，进食补品容易吸收藏纳，有助于增强身体素质。因此，秋季是最佳的进补季节。秋季应当注意润补，即养阴生津润肺，采取平补、润补相结合的方法，以达到养阴润肺的目的。在此期间可适当多吃鸭肉、乌鸡、鸡肉、牛肉、猪肺、红枣、莲子、蜂蜜、山药、桂圆、薏米等食物。

早睡早起，防秋冻，多跑步

睡眠充足

夏天昼长夜短，很多人长期睡眠不足。处暑后天气变凉，应改变夏季晚睡的习惯，尽量晚上10点前入睡，以提前进入睡眠状态，防止上班犯困。适当午睡有利于化解困顿情绪，特别是老年人要午休，因为老年人的气血阴阳俱亏，会出现昼不精、夜不瞑的少寐现象。

正确防“秋冻”

中国自古以来流传“春捂秋冻，不生杂病”的谚语，符合秋天“薄衣御寒”的养生之道。但对“秋冻”要有正确的理解，不可机械套用。深秋季节，天气较冷，体质虚弱者及老年人夜间睡觉要关好门窗，入睡后腹部要多盖一些衣被，以防腹部受凉，诱发感冒、腹泻。

多在室外跑步

跑步是一年四季都适合的健身方式，尤其在冷天。由于冷空气的刺激，身体的造血功能发生变化，对疾病的抵抗力增强。所以，冷天坚持跑步的人很少患贫血、感冒、气管炎等疾病。冷天一般阳光较微弱，在室外跑步能弥补阳光不足，阳光可促进身体对钙、磷的吸收，有助于骨骼健康。

降压找阳陵泉穴和风池穴

阳陵泉降压的作用明显

曾有人在刺激阳陵泉前后进行血压测量，发现刺激5分钟后血压显著下降。所以高血压病人也可以常按此穴。研究发现，刺激阳陵泉还可调节脑部的血流量，对急性缺血性中风患者有一定疗效。

妙用风池穴治疗多种疾病

风池穴位于头部，在枕骨之下，与风府穴相平，胸锁乳突肌与斜方肌上端之间的凹陷处。风池穴的用处很大，当工作压力过大而导致失眠时，睡前按压风池穴能减轻压力，起到催眠的作用；当用眼过度时，按压风池穴能缓解眼部疲劳，长期坚持还对纠正假性近视有极大的帮助。此外，像老年人经常发生的落枕、肩膀酸痛等，都可以按摩风池穴进行治疗。

通胆经缓解关节痛

足少阳胆经循行过膝，故按摩胆经可以治疗寒湿引起的膝关节疼痛。具体按摩方法如下：点揉膝关节周围压痛点。手法由轻到重进行按揉，有酸胀感最合适，每个压痛点大约按揉1分钟，3～4个压痛点按摩3～4分钟就可以了。

第十五节 白露

养阴为先，早晚穿暖勿露身

《黄帝内经》白露养生经

时值公历9月7－9日，太阳黄经为165°。进入白露节气后，冷空气转守为攻，暖空气逐渐退避三舍。冷空气分批南下，往往带来一定范围的降温。人们爱用“白露秋风夜，一夜凉一夜”的谚语来形容气温下降速度加快的情形。白露是天气转凉的象征。

古语说“白露节气勿露身，早晚要叮咛”，意在提醒人们此时白天虽然温和，但早晚已凉，打赤膊容易着凉。这时穿得过于裸露，冷空气会刺激皮肤，人体因着凉而免疫力下降，无力抵御寒邪，容易出现肺部及呼吸道疾病，如发烧、咳嗽、支气管炎、肺炎等。若风邪侵犯经络筋骨，严重者可能出现四肢麻痹。

调整饮食，谨防秋燥。白露是典型的秋日节气，是真正凉爽季节的开始，秋季主气为燥，这个时候容易出现口干、唇干、鼻干、咽干及大便干结、皮肤干裂等症状，严重者会出现由于干燥导致的鼻腔出血。饮食上应多吃梨、枇杷、番茄、芝麻、蜂蜜等柔润食物，还应多喝水，以保持肺脏与呼吸道的正常湿润度。

白露时节，人们外出游玩时要当心“秋季花粉热”。如果出现鼻痒、连续打喷嚏、流清涕、眼睛流泪、咽喉发痒等类似感冒症状时，就要想到是不是患了“秋季花粉热”。

白露节气的气候变化

温差拉大，秋雨登场

进入白露节气后，冷空气分批南下，往往带来一定范围的降温。白露是全年昼夜温差最大的一个节气，一般昼夜温差在10～15℃。白天的温度虽然仍达30℃，可是夜晚会下降至20℃。白露前后，阴气逐渐加重，清晨的露水随之日益加厚，凝结成一层白白的水滴，所以称之为“白露”。

阴雨天气多，各地强度不一

华南地区秋雨多出现于白露至霜降前，以岷江中下游地区最多，华南中部相对较少，民间有“滥了白露，天天走溜路”的农谚。虽然不能把白露这天是否有雨水来当作天气预报，但是白露节前后确实常有一段连续的阴雨天气；而且华南地区的降雨多具有强度小、雨日多、常连绵的特点。

白露节气的人体反应

易干燥

气候的燥热使人的皮肤变得紧绷绷的，甚至起皮脱屑，毛发枯而无光泽，头皮屑增多，口唇干燥或开裂，鼻咽燥得冒火，大便干结。

容易发胖

人们在秋季时，往往吃得很丰富，因为既要补充夏季的消耗，又要为即将到来的冬天做准备，如此饮食有可能造成热量摄入过多，从而转化成脂肪堆积在体内。

白露节气的养生原则

注意呼吸道疾病

白露节气已是真正的凉爽季节的开始，很多人在调养身体时一味地强调海鲜、肉类等营养品的进补，而忽略了季节性的易发病，进而影响学习和工作。在白露节气中要避免鼻腔疾病、哮喘病和支气管病的发生。特别是对于那些因体质过敏而引发的上述疾病，在饮食调节上更要慎重。凡是因过敏引发的支气管哮喘病人，平时应少吃或不吃海鲜、生冷炙烩腌菜、辛辣酸咸甘肥的食物，如带鱼、螃蟹、虾类、韭菜、胡椒等。

进补的大好时机

秋季人体的精气开始收藏，有利于补品的吸收藏纳，有助于改善脏腑功能、增强体质，正是进补的大好时机，可选用补而不峻、防燥不腻的平补之品。具有这种作用的食品有桂圆、莲子、红枣、山药、枸杞子、黑芝麻、核桃仁等。

防感冒

白露后早晚天气较凉，呼吸道疾病多因受凉而复发。

要保持居室内外空气流通，以保持室内空气洁净新鲜，在开窗通风的同时也要注意保暖。另外，不要到空气污染严重的地方去，有晨雾的天气尽量不外出，更不能在晨雾中锻炼。夜晚在屋内放一盆水，对缓解秋燥有良效。还可用葱白、生姜、豆蔻、香菜防治感冒。

勿太咸，补维生素，养阴润燥

避免吃得太咸

现代医学研究表明，高盐饮食能增加支气管的反应性，哮喘病人不宜吃得过咸。在秋季养生中特别是节气的变更时，不但要体现饮食的全面调理，有针对性地加强某些营养食物用来预防疾病，还应发挥某些食物的特异性作用，使之直接用于某些疾病的预防。

补充维生素

白露是典型的秋季气候，具备了秋季最明显的干燥特点，也就是人们常说的“秋燥”。燥邪伤人，容易耗人津液。预防秋燥的方法很多，可适当地多吃一些富含维生素的食品，也可选用一些宣肺化痰、滋阴益气的中药，如人参、沙参、西洋参、百合、杏仁、川贝等。

多吃养阴润燥的食物

秋天雨少天燥，在饮食方面要注意多喝白开水、豆浆、牛奶等，还要多吃青菜、香菇、白菜、萝卜、葡萄、柿子、梨、芝麻、蜂蜜等润肺生津、养阴润燥的食物，少食辛辣，以免引起咽干鼻燥等秋燥病症。

多做运动，穿长衣长裤

睡前应关窗

进入秋季后，不要因为贪凉在夜间开窗而睡，因为此时正是冷空气开始活动的时节，如果入睡前开窗可能会导致寒湿之邪入侵。

经常去室外做运动

金秋时节，天高气爽，是开展各种健身运动的好时期，但要注意“秋老虎”的威胁，不宜进行过激过量的运动，宜以游泳、散步、打太极拳、做瑜伽、打羽毛球或乒乓球等为主。

开始穿长衣长裤

进入白露时节，炎热的天气已经过去，开始寒冷起来，一般不会再有酷暑天气了。民谚说“白露白茫茫，寒露添衣裳”。这时不宜再赤膊短裤，宜穿长衣长裤了，故有“身不露”之说。

常做呼吸操

做操时取平卧或站立位，两手放在上腹部，做腹式深呼吸；吸气时腹部隆起，呼气时腹部下陷；呼气时间比吸气时间长1～2倍，吸气用鼻，呼气用口；呼气时口唇紧缩做吹口哨的样子。同时可用两手按压上腹部，加强呼气的力量，排出肺中残留的废气。呼吸操可以加强支气管功能，保持呼吸道通畅，增强抗病力，防止感染。每次20～30分钟，每天1～2次。

多吃滋阴润燥之物可治白露多发的糖尿病

糖尿病（消渴病），是以口渴引饮，多食而消瘦，小便数量多，或小便混浊，或有甜味为特征。消渴之名，始于《黄帝内经》。首先有“二阳结谓之消”，并提出“五脏皆柔弱者，善病消瘅”，以及“胃热则消谷，谷消故善饥”的道理，同时认为其发病因素与体质的肥胖和过食肥甘有关。

中医认为，本病由于阳明热盛蕴结化燥，消耗肺胃的津液，或肾燥阴虚所致。就是说消渴病多与燥热有关，主要病因是阴虚燥热。白露时节气候以燥为主，易发消渴症，所以尤需注意。在治疗上，上消以清热润肺、生津止渴，中消以清胃养阴，下消以滋阴补肾为基本原则。

燥热伤津者少吃肥甘辛燥之品，多吃养阴生津、清热润燥之物，如可用葛根、麦冬、枸杞子各5克，菊花3克泡水饮。也可用天花粉、麦冬、地黄、黄连煎水饮。气阴两虚、乏力、脉弱汗多者可服生脉饮（人参、麦冬、五味子），肾阴虚腰酸头昏、尿多、脉沉无力者可服六味地黄丸。

第十六节

秋分

地门闭合，补益肺气最重要

《黄帝内经》秋分养生经

秋分在每年公历的9月22－24日。秋分这天，太阳黄经为180°，阳光几乎直射赤道，昼夜几乎等长。秋分刚好是秋季90天的中分点。《春秋繁录》中记载，“秋分者，阴阳相半也，故昼夜均而寒暑平”。按农历来讲，立秋是秋季的开始，霜降为秋季终止，秋分正好是从立秋到霜降90天的一半。

秋分节气的到来，意味着真正的秋季已经来临。这一天昼夜时间相等，人们在养生中也应本着阴阳平衡的规律，使机体保持“阴平阳秘”的原则，按照《素问·至真要大论》所说“谨察阴阳所在而调之，以平为期”。阴阳不可出现偏颇。

秋分过后，养生保健特别要注意防止寒凉之气伤身，及时添衣保暖，特别是注意胃部的保暖，夜晚睡觉盖好被子。

饮食养生宜多吃“辛酸”果蔬。秋分的“燥”不同于白露的“燥”。秋分的燥是凉燥，而白露的燥是温燥，因此，在饮食方面还要注意多吃一些清润、温润为主的食物，比如芝麻、核桃、糯米等。秋分养生虽然以多吃“辛酸”果蔬为主，但也不可吃得太饱太多，以免造成肠胃积滞。需要注意的是，秋分后寒凉气候日渐浓郁，本身脾胃不好、经常腹泻的人，多吃水果反而容易诱发或加重疾病。

运动锻炼后应多吃些滋阴、润肺、补液生津的食物，比如梨、芝麻、蜂蜜、银耳等。若出汗较多，还可适量补充些盐水，补充时以“少量、多次缓饮”为准则。

秋分节气的气候变化

降温开始

秋分时节，气温逐日下降，昼夜温差幅度高于10℃以上，逐渐步入深秋季节。北方由于降温比较早，可偶见霜降。俗话说，“白露秋分夜，一夜冷一夜”。一转眼，寒意已将夏日的酷热驱散，秋天已在不知不觉中来到了。

降水次数增加

这时，中国大部分地区已经进入凉爽的秋季，南下的冷空气与逐渐衰减的暖湿空气相遇，产生一次次的降水，气温也一次次下降。正如人们常说的那样，“一场秋雨一场寒”，但秋分之后的日降水量不会很大。

秋分节气的人体反应

凉气入体，易秋燥

秋分之后，阵阵秋风袭来，使气温逐渐下降，寒凉渐重，所以多出现凉燥。人们普遍感到早晚凉气袭人。

胃肠道常感觉不适

秋分以后，气候渐凉，是胃病的多发季节。中医认为，胃肠道对寒冷的刺激非常敏感，如果不注意防护，饮食和生活不规律，就会引发胃肠道疾病。

秋分节气的养生原则

精神调养

培养乐观情绪，保持神志安宁，避肃杀之气，收敛神气，才能适应秋天的干燥之气。因此需要讲究心理卫生，保持精神愉快和情绪稳定，避免紧张、焦虑、恼怒等不良情绪的刺激。还可适当增加户外活动，以舒缓心情。

预防秋燥

从秋分节气开始，人们的秋燥症状一般属于凉燥。秋分以前有暑热的余气，故多见于温燥；秋分之后，秋风渐紧，寒凉渐重，所以多出现凉燥。因此，在预防秋燥的同时，还要视具体情况区别对待。

预防胃肠疾病复发

天气逐渐变凉，人体胃部容易受寒邪引起胃部疾病，或使原来的胃病加重。所以患有慢性胃炎的人，此时要特别注意胃部的保暖。

适时增添衣服，夜晚睡觉盖好被褥，以防腹部着凉而引发胃痛或加重旧疾。胃病患者的秋季饮食应以温、软、淡、素、鲜为宜，做到定时定量，少食多餐，使胃中经常有食物和胃酸进行中和，从而防止过多胃酸侵蚀胃黏膜和溃疡面而加重病情。

进补切不可乱补

首先，注意不要无病进补。无病进补，既增加开支，又损健康。其次，忌慕名进补，如过量滥用滋补品反而可能会导致过度兴奋、烦躁激动、血压升高。

食粥润肠，滋润生津

早晨食粥润肠道

初秋时节，仍然是湿热内蕴，以致脾胃内虚，抵抗力下降，这时若能吃些温食，特别是食用大米或糯米，均有极好的健脾胃、补中气的功能，前人对此颇多赞誉。对于胃弱的中老年人，早餐宜食粥，如芝麻粥、大米百合粥、核桃仁粥等，有利于益胃、生津、润肠通便。

滋润生津防秋燥

秋燥常会使人的皮肤和口角干裂，皱纹增多，口干咽燥，还可见毛发脱落增多，大便易干结。这时除应注意保持室内一定的温度和湿度外，还要适当多吃水果和补充水分。中医养生学认为，秋宜甘润，润肺防燥。晨饮淡盐水，晚饮蜂蜜水，既是补充人体水分、防止便秘的良方，也是养生、抗衰老的重要法则。秋季要多吃些滋阴润燥的水果及其他食物，如甘蔗、梨、芝麻、银耳、鳖肉、鸡肉、莲藕、菠菜、竹笋、板栗、白菜、燕窝、猪肺、豆浆、橄榄等，可润肺生津、养阴润燥。对于确有阴伤之象，表现为口燥咽干、干咳痰少的人，可适当服用沙参、麦冬、百合、杏仁、川贝等中药，这对于缓解秋燥有良效。

多吃百合和菊花

秋季易伤肺，易致皮肤干裂、咳嗽少痰等病症，而百合味甘微苦，性平，润肺止咳，清心安神，可缓解以上症状。不过百合性偏凉，胃肠功能差者应该少吃。菊花有清肝明目、降压祛火、强体延年的功效。

注意忌口

由于此时是胃肠病的高发期，因此不宜多吃过冷、过烫、过硬、过辣、过黏的食物，更忌暴饮暴食，应戒烟禁酒。

秋分肺结核加重，食疗以润肺为主

秋分开始，阴阳持平，寒热均等，昼夜平分，人体的阴阳也随自然界之阴阳变化，呈现阴阳平衡的状态。又因秋分之后，阴气渐长，阳气渐收，如果是阴虚的人，尤其是肺阴虚的人，阴虚不能与阳平衡，这样阴虚的情况就会明显，表现为咳嗽、咽干、面部发红、低热、乏力盗汗、手心足心热，甚至咯血，许多肺结核病人在秋分病情加重的原因就在于此。

秋季应注意食疗以润肺为主。莲子、芡实、鱼鳔、蜂蜜等有滋阴润肺作用，冰糖银耳汤、雪梨膏、百合莲子汤、山药莲子汤、芡实山药羹等也有养阴润肺的作用。

适当用些润燥的中药，如沙参、玉竹、怀山药、百合、生地、芦根等，也可以促进呼吸道及胃肠道的腺体分泌，有效避免秋燥。必要时，这些药物（生地除外）也可以和鱼或鸭一起煲汤食用。老年人或者身体较虚弱的病人，也可以用一些西洋参炖服，达到益气养阴的作用。

秋分时节要预防枯草过敏

秋分时节，秋高气爽，在这个节气中，鼻咽部疾病、哮喘病和支气管疾病都比较容易高发。这时也正是人们出行旅游的季节，但许多游客会在旅行中出现类似感冒的症状，如干咳、肤痒甚至发热。其实，有时这种症状不是感冒，而是枯草热。枯草热的症状依据个人情况而有差别，一些人会出现流鼻涕或鼻孔堵塞，有些人则表现为眼睛瘙痒、打喷嚏等过敏症状。

发生枯草过敏的原因首先是敏感体质，其次是多次接触外界的致敏源。治疗枯草过敏主要是减少暴露于花粉环境中的机会，最简单的方法是在枯草热暴发季节待在家里，特别是干燥、有微风的天气。经常洗澡，清洗衣物，冲洗鼻子也有助于减少过敏反应。如果无法避免接触花粉，还可以服用抗组胺药帮助减轻症状，并防止身体进一步的过敏反应。此时应注意饮食，不要吃虾、蟹、生冷辛辣和肥甘的食物。

第十七节

寒露

天凉露重，防寒清咽避燥邪

《黄帝内经》寒露养生经

寒露是每年公历的10月8－9日，太阳移至黄经195°。这个时期气温比白露时更低，地面露水更冷，快要结霜了。

中国古代将寒露分为三候，“一候鸿雁来宾；二候雀人大水为蛤；三候菊有黄华”。此节气中鸿雁列队大举南迁；海边突然出现很多贝壳的条纹及颜色与雀鸟很相似的蜊，便以为是雀鸟变成的；第三候的“菊有黄华”是说在此时菊花已普遍开放。

在自然界中，阴阳之气开始转变，阳气渐退，阴气渐生，人体的生理活动也开始调整以适应自然界变化，确保体内的生理平衡，防止邪气入侵。

寒露以后，随着气温的不断下降，感冒是此时最易发生的疾病。因此，要适时更衣，加强锻炼，增强体质。对于中老年人来说，其中最应警惕的便是心脑血管疾病，因为随着气温降低，体表血管弹性降低，外周阻力增加，使血压升高，进而导致脑血管破裂出血。对有这类疾病的老人，应注意防寒，并进行适当的御寒锻炼，合理调节饮食，保持良好的心境，切忌发怒、急躁和精神抑郁。

在饮食上，此节气养生以润肺生津、健脾益胃为宜，应多食用芝麻、糯米、大米、蜂蜜、乳制品等柔润食物，同时多食鸡肉、鸭肉、牛肉、猪肝、鱼、虾、红枣、山药等以增强体质。此时燥邪之气易侵犯人体而耗伤肺之阴精，如果调养不当，人体会出现咽干、鼻燥、皮肤干燥等一系列的秋燥症状。

寒露节气的气候变化

寒气逐渐增长

《月令七十二候集解》中说“九月节，露气寒冷，将凝结也”。白露节气标志着炎热向凉爽的过渡，暑气尚未完全消尽，早晨可见露珠晶莹闪光；寒露的到来则预示着气候由热转寒，万物随寒气增长，逐渐萧索，这是热与冷交替的季节。

气温降得快

一场较强的冷空气带来的秋风、秋雨过后，温度下降8～10℃已较常见。另外，寒露时，中国平均气温分布的地域差别明显。海南气温可在25℃以上，而青海省部分高原地区平均温度甚至在0℃以下了。

寒露节气的人体反应

易感冒

人体阳气慢慢收敛，阴精开始潜藏于内，由于气温下降较快，感冒也成为此时的流行病。

汗液蒸发快，阴气盛

从中医角度上说，寒露节气时，自然界中的阴阳之气开始转变，阳气渐退。这一时期人们的汗液蒸发较快，阴气渐生，因而常出现皮肤干燥、皱纹增多、口干咽燥、干咳少痰，甚至出现毛发脱落和大便秘结等症状。

寒露节气的养生原则

润燥防病

从寒露时节起，雨水渐少，天气干燥，昼热夜凉，燥邪当令，而燥邪最容易伤肺伤胃。加之这时气候干燥，容易引起身体器官的燥邪上火，所以养生的重点是养阴防燥、润肺益胃。此时的气候实际上是夏秋暑热与秋凉干燥的交替，最容易患上季节交换的感冒发热，这些季节性的常见病要充分防范，加以警惕。

保持乐观情绪

精神调养也不容忽视，由于气候渐冷，日照减少，风起叶落，时常在一些人心中引起凄凉之感，出现情绪不稳、容易伤感的忧郁心情。因此，此时要保持良好的心态，因势利导，宣泄积郁之情，培养乐观豁达之心。

寒露养生贵在和

此后，气温开始下降，空气中的湿度也随之下降。由于人体的生理活动与自然环境变化密切相关，秋季人体内阴阳也随之发生改变。秋季处于“阳消阴长”的过渡阶段，因此，秋季养生在对精神情志、饮食起居、运动导引等方面进行调节时，应注重一个“和”字，即“调和阴阳”，并要结合“秋收”的特点进行养生保健。

多吃甘淡滋润的食物

润肺生津

秋季由于干燥，会耗散精气津液，在饮食上宜多吃些芝麻、核桃、银耳、萝卜、番茄、莲藕、牛奶、百合、香菇、冬瓜、泥鳅、沙参等有滋阴润燥、益胃生津作用的食物。同时室内要保持一定的湿度，注意补充水分，多吃雪梨、香蕉、哈密瓜、苹果、提子等水果。

饮食清淡

保持饮食清淡，合理营养。不吃或少吃辛辣烧烤类的食物，包括辣椒、生姜、花椒、葱、桂皮及酒等。从中医上讲，这些食物容易加重秋燥对人体的危害。

忌吃肥甘，慢进补

随着气温的降低，人们很自然地想到要进补了，但是这时脾胃功能尚未完全适应气候的变化，盲目进食肥甘厚味等滋腻补品，易使脾胃运化失常，从而导致疾病的发生。因此，秋季在饮食调补时，要甘淡滋润，以防过食肥甘，生火、生痰、生燥，更伤阴。

适当多食甘淡滋润的食物

这类食物既可补脾胃，又能养肺润肠，可防治咽干口燥等症。水果有梨、柿子、香蕉等；蔬菜有胡萝卜、冬瓜、藕、银耳、豆类、菌类、海带、紫菜等。中老年人和慢性疾病患者应多吃些红枣、莲子、山药、鱼等。早餐应吃温食，最好喝热药粥，如甘蔗粥、玉竹粥、沙参粥等，因为大米、糯米均有极好的健脾胃、补中气的作用。

顺节气分时调养，室内通好风

分时调养

秋季凉爽之时，人们的起居时间应做相应的调整。每到天气变冷，患脑血栓的病人就会增加，这与天气变冷、人们的睡眠时间增多有关，因为人在睡眠时，血流速度减慢，易形成血栓。《素问·四气调神大论》明确指出，“秋三月，早卧早起，与鸡俱兴”。早卧以顺应阴精的收藏；早起以顺应阳气的舒达。为避免血栓的形成，应顺应节气，分时调养，确保健康。

室内通风

寒露以后，随着气温的不断下降，感冒是最易流行的疾病。在气温下降和空气干燥时，感冒病毒的致病力增强。此时很多疾病的发生会危及老年人的生命，其中最应警惕的是心脑血管疾病。另外，中风、老年慢性支气管炎复发、哮喘病复发、肺炎等疾病也严重威胁着老年人的生命安全。因此，要采取综合措施，积极预防感冒。还要科学调理饮食，注意药物防治，改善居室环境，避免烟尘污染，保持室内空气流通。在多事之秋的寒露节气中，老年人一定要合理地安排好日常的起居生活。

养护膀胱经，找委中穴

寒露节气对应人体的膀胱经

膀胱经从内眼角的睛明穴一直走至足小趾的至阴穴，可以说是“从头到脚”，是人体当中穴位最多的一条经络，每个穴位都是人体当中的一味“大药”。所以，膀胱经可以说是药物资源最丰富的经络。不论是眼部的疾病，还是腿部的问题，或是脊柱的问题，都可以找膀胱经上的“大药”来解决。

腰背疼痛就找委中穴

用双手拇指端按压两侧委中穴，一压一松为1次，力度以稍感酸痛为宜，一般可连续按压20次左右，同时与腿部的屈伸相配合。按压时，如果能涂抹上一点刮痧油或药酒，效果会更好。可治疗腰痛，有效地解除腿部的酸麻疼痛。

第十八节

霜降

寒邪来犯，避寒要防寒包火

《黄帝内经》霜降养生经

每年公历10月23－24日为霜降。古籍《二十四节气解》中说，“气肃而霜降，阴始凝也”。可见，霜降表示天气逐渐变冷，露水凝结成霜。此时，中国黄河流域已出现白霜，树叶枯黄，开始落叶了。

霜降时节是秋冬气候的转折点，也是阳气由收到藏的过渡，养生关键应注意做好“外御寒、内清热”。因为，霜降时节的气候特点是外寒内热，气温渐冷，人体内的血液见寒易凝。这段时间人的手脚易凉，后背易冷，是气血遇寒循环不畅所致，但心里有燥热的感觉，这是“秋行夏令”的结果。因此，在霜降时节要注意添减衣物。

霜降时节还应注意清郁热。现代社会中，生活节奏快与工作压力大，导致许多人的阳气不能与自然阳气同步变化，因而秋冬交接阳气不能收藏，受到自然界燥气压迫形成体内郁火。阳气太过形成郁火，属于体内邪气。由于邪气太盛进入脏腑，所以百病开始横生。霜降节气还应特别注意预防胃肠疾病，这是因为在霜降时节脾脏功能处于旺盛时期，人体的脾胃功能过于旺盛，容易导致胃病的发生。

饮食进补要以“润燥、固表、益气”为主。如可生食白萝卜，白萝卜入肺，肺应秋季，白萝卜可以加强肺的“肃降”功能。

霜降节气的气候变化

霜降为二十四节气之一，在每年的阳历10月23－24日，当太阳到达黄经210°时开始。“霜”，反映出空气中水分越来越少，是气候干燥的表现。秋晚地面上散热很多，温度骤然下降到0℃以下，空气中的水蒸气在地面或植物上直接凝结形成细微的冰针，有的呈六角形的霜花，色白且结构疏松。《月令七十二候集解》中记载，“九月中，气肃而凝，露结为霜矣”。

秋季向冬季过渡

霜降是秋季的最后一个节气，是秋季到冬季的过渡节气。一般来说，白天太阳越好，温度越高，夜里结的霜就越多，所以霜降前后早晚温差更大。霜只能在晴天形成，人们所说的“浓霜猛太阳”就是这个道理。霜降之后，树叶开始枯黄、掉落，一些动物也开始逐渐进入冬眠期。

霜降节气的人体反应

手脚凉，内心燥热

这个时节天气渐冷，很多人手脚易凉，后背易冷，但心里有燥热的感觉，这是气血遇寒循环不畅所致。

脾胃功能旺盛

人体新陈代谢增强，耗热量增多，胃液及各种消化液分泌增多，食欲改善，食量增加，脾胃功能过于旺盛，容易导致胃病的发生。

胃肠疾病复发

深秋及冬天外出，气温较低，难免吸入一些冷空气，引起胃肠黏膜血管收缩，致使胃肠黏膜缺血缺氧，营养供应减少，破坏了胃肠黏膜的防御屏障，对溃疡的修复不利，还可导致新溃疡的出现。

霜降节气的养生原则

以平补为主

秋季是易犯咳嗽的季节，也是慢性支气管炎容易复发或加重的时期。霜降之时乃深秋之季，在五行中属金，五时（春、夏、长夏、秋、冬）中为秋，在人体五脏中属肺。

根据中医养生学的观点，在四季五补（春要升补、夏要清补、长夏要淡补、秋要平补、冬要温补）的相互关系上，则应以平补为原则，在饮食进补中当以食物的性味、归经加以区别。

劳逸结合，冷暖得当

在寒冷的深秋时节，要特别注意自我保养，增强自我保健意识。保持情绪稳定，避免情绪消极低落；注意劳逸结合，避免过度劳累；适当进行体育锻炼，改善胃肠血液供应；注意防寒保暖，特别应注意腹部保暖；坚持定时定量进餐，食物冷暖适宜，切忌暴食和醉酒，同时要避免服用对胃肠黏膜刺激性大的食物和药物。

少吃过热、辛酸和辛燥食物

谚语有“补冬不如补霜降”的说法，认为“秋补”比“冬补”更要紧。《素问·藏气法时论》说“肺主秋……肺欲收，急食酸以收之，用酸补之，辛泻之”。可见酸味收敛肺气，辛味发散泻肺，秋季宜收不宜散。

勿食过热食物

霜降节气，是秋天的最后一个节气。按中医理论，此节气脾脏功能处于旺盛时期。脾胃功能过于旺盛，容易导致胃病的发生。寒冷的季节里，大多数人喜欢热食，如吃火锅、喝热粥等，特别是有人常以烧酒御寒，这无疑是火上浇油，增加对胃黏膜的刺激，可促使溃疡面扩大加深，使病情加重，如溃疡损伤血管就会引起消化道出血。因此，此节气应避免吃过热的食物。

少辛增酸强肝功

肺气太盛易损伤肝的功能，故在秋天要“增酸”（肝五味主酸），以增强肝脏的功能。要少吃葱、姜、蒜、韭菜、辣椒等辛味之品，而要多吃一些酸味的水果和蔬菜，可选择苹果、石榴、葡萄、杧果、杨桃、柠檬等。

忌食辛燥伤肺阴

秋季最好忌食辛辣、烧烤、油炸食品。使用少量的蒜、葱、生姜、大料、茴香等辛辣的调味品来调味，或以性温的食物来煲汤，应注意选配银耳、百合、荸荠之类滋阴润燥的食物同煲，就不会加重秋燥的症状。

从霜降开始，气候逐渐寒冷，秋补可以适当多吃些猪肉、羊肉和兔肉。秋季偏燥，易犯咳嗽，也是慢性支气管炎容易复发或加重的时期，应多吃些有润肺作用的果蔬。

刮拭膀胱经，天柱穴是关键

刮拭膀胱经

可治疗肩膀肌肉僵硬、酸痛。长时间保持相同姿势的人，肩颈长期处于紧张、收缩状态，如果这时再受寒，将会严重影响局部气血畅通，使紧张的肌肉发生酸胀，加剧疼痛。

刮痧可疏通经络，活血化瘀，缓解肩膀肌肉僵硬和酸痛感。刮拭方法：先用刮痧板的长边刮拭颈部的督脉处，从中府穴向下刮至大椎穴。然后用双角刮法刮拭颈部的膀胱经处，要从天柱穴刮至大杼穴。

按摩天柱穴

天柱穴能治疗肩膀肌肉僵硬、酸痛。天柱穴是膀胱经上的重要穴位。按摩时，让患者取俯卧位，肌肉放松。在后头骨正下方凹陷处找到天柱穴，然后用手指按压天柱穴，按压时，患者一面缓缓吐气一面揉6秒，反复10次，就可治疗肩膀僵硬、酸痛。也可以用热敷，或在淋浴时用暖水喷射酸痛的部位，也有一定的舒解作用。

霜降时节哮喘易加重，食疗加刮痧治疗效果更佳

哮喘多是因为身体素虚或因肺有伏痰所致，外感风寒、精神刺激等因素皆可触动肺内伏痰而诱发本病。一年四季均可能发病，尤以寒冬季节及气候急剧变化时发病或诱发者较多。

发病时，可以吃一些益肾补肺、平气止喘的食物，如老母鸡、乌鸡等。平时应多食用富含维生素A的食物，如猪肝、鱼肝油等，因为这些食物都有润肺、保护气管的功效。

也可用刮痧方法治疗。如果是发作期刮拭大椎、定喘、大杼、风门、肺俞、中府、天突、膻中、尺泽、太渊。要重刮，力度由轻到重，直至出痧为止。每次选3～4个穴位，交替使用，每日1次。

积极治疗霜降时容易复发的老寒腿

老寒腿即膝关节骨性关节炎。因为平时膝关节负重最大，活动最多，膝关节的骨性关节炎发病率最高，且易复发。膝关节遇到寒冷，血管收缩，血液循环变差，往往使疼痛加重。中医认为，寒则血凝，经络不畅。故在天气寒冷时应注意保暖，必要时戴上护膝，防止膝关节受凉。在治疗方面，膝关节一旦出现疼痛，就要积极治疗，采取热敷、理疗按摩等简易疗法便可控制症状。

第十九节

立冬

重视养藏，藏阳气尤贵养肾气

《黄帝内经》立冬养生经

公历的11月7－8日为立冬。立冬时节，北方会因刮风而出现降温，南方也会有阴雨天气，但气候整体仍属偏暖。

立冬是个大节气，标志着天地间生物的阳气到了藏的阶段，人的饮食、起居乃至行为方式，都应考虑“藏”的因素，这样才能进入人与自然和谐的状态。

冬季是饮食进补的最好季节，要加强营养，增加热量。可适量多吃点咸味食品，如海带、海蜇等。此外，还应多吃温热护阳之品以抵御寒冷，如羊肉等。

冬季的起居作息要注意不可扰动阳气，应当早睡晚起，保证足够的睡眠。睡觉可养人体阳气，保持温热身体，迟起能养人体阴气。冬季锻炼不可少，适量运动可增强身体抵抗力。

立冬节气的气候变化

万物开始潜藏

立冬作为冬季的第一个节气，太阳到达黄经225°时开始。立冬这一节气到来，阳气潜藏，阴气盛极，草木凋零，蛰虫伏藏，万物活动趋向休止，进入冬眠状态。

气温还不太低

虽然此时节北半球获得的太阳照射量越来越少，但由于此时地表夏秋储存的热量还有一定的剩余，所以一般还不太冷。晴朗无风之时，常有温暖舒适的“小阳春”天气，十分宜人。但是，这时北方冷空气已具有较强的势力，常频频南侵，有时形成大风、降温并伴有雨雪的寒潮天气。

立冬节气的人体反应

身体僵硬难舒展

立冬之后，气候逐渐寒冷，人体各器官系统的保护性也逐渐减弱。肌肉、肌腱、韧带的弹力和伸展性都有所降低，同时由于空气中的湿度较小，易使人身体发僵，不易舒展。

代谢减慢

人体新陈代谢处于相对缓慢的水平，冬季低气温环境容易诱发冠心病、高血压、慢性阻塞性肺病，以及关节炎发作。

立冬节气的养生原则

潜藏阳气

冬天是天寒地坼，生机潜伏闭藏的季节，人体的阳气也随着自然界的转化而潜藏于内。因此，冬季养生应顺应自然界闭藏之规律以敛阴护阳为根本。在精神调养上力求其静，控制情志活动，保持精神情绪的安宁。

驱寒就温

入冬以后气候寒冷，宜避寒就温，衣着应以温暖舒适、利于适气为原则，保暖的衣服有如养生之妙药，但也不可穿太厚。冬季进补仅适于阳虚或有寒邪、湿邪等人群，不适宜阴虚火旺及实热证人群。

立冬后补肾为先

立冬后天气渐渐转寒，“寒为阴邪，易伤阳气”。由于人身阳气根源于肾，所以寒邪最易中伤肾阳。可见，数九寒冬若欲御寒，首当养肾。肾阴虚者，应选用海参、枸杞子、甲鱼、银耳等进行滋补，也可服知柏地黄口服液。肾阳虚者，应多吃羊肉、鹿茸、补骨脂、肉苁蓉、肉桂等，也可用肾气丸。肾阴阳两虚者，则应选用补肾益气胶囊为佳。

保持心态平和

在冬季，人体的新陈代谢处于相对缓慢的时期，因此，冬季养生要注重于“藏”。“藏”的意思是人在冬季要保持精神安静，要学会调控不良情绪，对于心中的不良情绪，可通过适当的方式发泄出来，以保持心态平和。

进补有方，宜养肾防感冒

不可盲目进补

冬季天气寒冷，应有的放矢地食用一些滋阴潜阳，热量较高的膳食为宜，同时也要多吃新鲜蔬菜及豆制品以避免维生素的缺乏。冬季的西北地区天气寒冷，进补宜大温大热之品。而长江以南地区进补应以清补甘温为主。

多吃养肾食物

立冬食补宜吃板栗、花生、黑木耳。立冬时，心肺气弱，肾气强盛，饮食宜减辛苦之品，以养肾气。此时饮食宜少吃生冷或燥热的食物，适合清补甘温的食物，如鸡、鸭、鱼、芝麻等，同时配以甘润生津的水果，如梨、冬枣、柑橘等。

冬季饮食防感冒

立冬之日，气温骤降、多风，很容易感冒，平时可注意饮食调养以防流感的发生。民间一直流传一首防感冒的“神仙粥”歌，“一把糯米煮成汤，七个葱头七片姜，熬熟对入半杯醋，伤风感冒保安康”。

护肝经，按摩可强肾

足厥阴肝经养生法

中医理论认为，立冬节气对应的是人体的足厥阴肝经。足厥阴肝经丑时1：00－3：00气血旺盛。

肝藏血，如果丑时不能入睡，肝脏还在输出能量支持人的思维和行动，就无法完成新陈代谢。所以丑时前未能入睡者，面色青灰，情志怠慢而躁，易生肝病，面色晦暗易长斑。此时必须进入熟睡状态，让肝脏得到最充足的休息。虚火旺盛的人，在丑时睡着，还能够降虚火。

第二十节

小雪

防寒健肾，还要清肠排毒素

《黄帝内经》小雪养生经

每年公历的11月22－23日是二十四节气的小雪，太阳黄经达240°时，小雪节气开始。此时气温下降，户外温度逐渐降到0℃以下，开始降雪，但降雪量不大。

中国古代将小雪分为三候，“一候虹藏不见；二候天气上升地气下降；三候闭塞而成冬”。意思是说，由于气温降低，北方以下雪为多，不再下雨了，雨虹也就看不见了；又因天空阳气上升，地下阴气下降，导致阴阳不交，天地不通；所以天地闭塞而转入严寒的冬天。

在起居养生上，要早卧晚起，保证睡眠充足。外出时，体质弱的人最好穿高领而且护腰的服装。注意脚部的保暖，坚持用温水洗脚，按摩和刺激双脚穴位，以促进血液循环。

还要注意防“内火”。此时节外面寒冷，屋内燥热，不少人会出现口干舌燥、口腔溃疡、皮肤干燥的症状，应多吃些苦味食物和清火、止咳、润肠的食物。

此季节宜吃温补食物和益肾食品，如羊肉、牛肉、鸡肉、腰果、芡实、山药、板栗等。食物烹调应以炖食为主，以保持营养较少流失，尤其适宜多食热粥。

小雪节气的气候变化

开始降雪

小雪，表示降雪开始的时间和程度。雪是寒冷天气的产物，“十月立冬小雪涨，斗指己”，此时积寒未深而雪未大，故名“小雪”。

最冷季节来临

小雪到了，一年中最冷的季节即将来临了。这时黄河以北地区已到了北风吹、雪花飘的孟冬，中国北方地区会出现初雪，虽雪量有限，但还是提示人们到了御寒保暖的季节。常有谚语说，“小雪不见雪，来年长工歇；小雪雪漫天，来年必丰产；果园清得净，来年无病虫”。

小雪节气的人体反应

皮肤易生冻疮

入冬以后，天气寒冷，不少人易生冻疮。冻疮常常发生在手、脚、耳等部位，一般只有红、肿、痛的症状。严重的可能起水疱，甚至溃烂。

季节性情感失调

严寒冬季，北风凛冽，草木凋零，阳气潜藏，阴气旺盛，人体的阴阳消长代谢处于相对缓慢的水平。受寒冷空气的影响，在冬季会出现情绪抑郁、昏昏沉沉等现象。

小雪节气的养生原则

情志的调神养生

小雪前后，天气时常是阴冷晦暗的，此时人们的心情也会受其影响，从而影响到人体的正常生理，使脏腑气血功能发生紊乱，导致疾病的发生。因此冬季应保持乐观心态。

养肾的好时机

冬季养生的基本原则是“藏”，而“肾者主蛰，封藏之本”。由于阳气闭藏后人体新陈代谢相应较慢，因而要依靠生命的原动力——肾来发挥作用，以保证生命活动适应自然界的变化。“万物藏，肾气水旺”，冬季时节养“藏”而固肾气，肾脏功能正常，则可调节机体适应严冬的气候变化。因此，冬天补肾最合时宜。

注意润燥、清内火

这个节气里，北方地区室内都开始供暖，外面寒冷，人们穿得严实，体内的热气散发不出去，就容易生“内火”，也就是人们常说的容易上火。建议这时可以多喝点热汤，选择清淡的饮食。

宜温热、增苦的食物

增加温热食物

小雪季节，天气干燥，温度较低，人体中寒气旺盛。因此，在这个时节需要补充一些能够让身体“热”起来的食物，如羊肉、鹅肉、牛肉这些温补的食品就是不错的选择。另外，养生专家推荐，在这个季节一些黑色的食物其实是更好的选择。黑色的食物有很多种，包括黑木耳、黑芝麻，甚至泥鳅、黄鳝等，它们都是能够迅速帮人体产生热量的食物。另外，还要多喝水。冬季气温低，天气干燥，容易出现口干、咽干、皮肤干燥等。多饮水不但可以补充人体所需的水，还可以防治上述干燥症状，防止内热的产生。

减咸增苦滋养心气

小雪以后，自然界真正进入到万物收藏、阳蛰阴浮的时节，人体的肾气相对旺盛。《遵生八笺·四时调摄笺》中讲，“冬日肾水味咸，恐水攻火，故宜养心”。意即冬季的饮食调养不宜过多食用咸味食物，以免使本来就偏亢的肾水更亢，致使心阳的力量减弱。所以，冬天的饮食原则是减咸增苦，抵御肾水，滋养心气，以保心养神，维持人体的阴阳平衡。

保精防寒邪，常练干浴功

慎房事保精血，冬天夜里忌憋尿

《寿世保元》说，“精乃肾之主，冬季养生，应节制房事，不能恣其情欲，伤其肾精”。冬三月养藏之道的重要内容是保养肾精，做到房事有节。另外，如果经常憋尿，会使膀胱内括约肌和逼尿肌时常处于紧张状态，功能受到影响，出现排尿困难、漏尿、失禁等症状，还容易引起尿路感染、膀胱炎，甚至影响肾功能。

暖足避邪侵

人的足部距离心脏最远，一旦受凉，将导致抵抗力下降，诱发多种疾病。手脚冰冷时用火烤不可取，如马上用火烘烤会使血管舒缩紊乱，造成组织坏死，形成冻疮，可用温水泡足。

注意头部保暖

从这个节气开始，东北风刮得多了，由于气候虽冷却还没到严冬，很多人不太注意戴帽子、围巾。中医理论认为，“头为诸阳之会”，即头部是所有阳经汇集的地方，最不能受风寒，外出一定要戴帽子，注意防寒、保护阳气。

常做干浴按摩功可预防流感

具体方法如下：站、坐练功均可，全身放松，两手掌相互摩擦至热，先在面部按摩64次，用手指自前头顶至后头部、侧头部做梳头动作64次，使头皮发热，然后用手掌搓两脚心，各搓64下，最后搓到前胸、腹背部，搓热为止。

按摩太冲穴、肾俞穴和涌泉穴

按摩太冲穴缓解郁闷

太冲穴是肝经的原穴，原穴的含义有发源、原动力的意思，也就是说，肝脏所表现的个性和功能都可以从太冲穴找到形质。先按太冲，然后找痛点，没有痛点，就向行间穴推。这样做能给人注入能量，为人排解郁闷，让人心平气和。按揉太冲穴的手法也要注意，重按有泻的作用，轻揉有补的功效。一般按摩四五十次即可。

按摩肾俞穴缓解肾虚、腰痛

肾俞穴位于第2、3腰椎间水平两旁1寸处，两手搓热后用手掌上下来回按摩50～60次，两侧同时或交替进行。对肾虚、腰痛等有较好的防治作用。

按摩涌泉穴缓解失眠

涌泉穴位于足心凹陷处，为足少阴肾经之首穴。方法是用右手中间三指按摩左足心，用左手三指按摩右足心，左右交替进行，各按摩60～80次至足心发热为止。能强筋健步，引虚火下行，对心悸失眠、双足疲软无力等有防治作用。

中医良方治疗小雪时节易生的冻疮

冻疮常在冬季不知不觉中发生，表现为局部发红、发紫、肿胀、痒痛，有时起水疱、糜烂。中医认为，冻疮是由于阳气不足，外感寒湿之邪，使气血运行不畅，瘀血阻滞所致局限性炎症损害。小雪时节气温急剧下降，人体不能立即适应气候变化，如果再不注意保暖，就容易患冻伤，部位多在耳郭、手、足等处。

鲜生姜可防治冻疮。生姜切片，在容易生冻疮的皮肤上反复涂擦，每天2－3次，连续涂擦12天，可防止新发或再发冻疮。如已生了冻疮，可将生姜挤出姜汁，在锅内加热熬成糊，凉后涂抹于患处。每日3次，连续几天即可减除症状。

第二十一节

大雪

温补避寒，驱寒保暖有讲究

《黄帝内经》大雪养生经

公历12月7－8日，太阳黄经达255°时为大雪节气。大雪，顾名思义，雪量大。大雪以后，各地气温显著下降。江南进入隆冬时节，气候温和而少雨雪，平均气温较长江中下游地区高2～4℃，雨量仅占全年的5%左右，偶有降雪，大多出现在1－2月。北方地区积雪覆盖大地，一片银装素裹，“大雪冬至后，篮装水不漏”就是这个时间的真实写照。

注意养胃气，晨起服热粥，特别是羊肉粥、糯米红枣百合粥、八宝粥、小米牛奶冰糖粥等最适宜。晚餐宜节食。饮食忌黏硬生冷。多饮水，以保证正常的新陈代谢。

冬日阳气肃杀，夜间尤甚，起居养生应早睡晚起。早睡以养阳气，迟起以固阴精。冬属阴，注意保暖，以固护阴精为本，宜少泄津液。故冬“去寒就温”，预防寒冷侵袭是必要的。大雪节气，人们应注意风邪和寒邪的侵入，尤其是头部和脚部。这是因为，一些疾病的发生与不注意保暖有很大的关系。中医认为，人体的头、胸、脚这三部位最容易受寒邪侵袭。但不可暴暖，尤忌厚衣重裘。

大雪时节人身心容易处于低落状态，应注意精神调养。

大雪节气的气候变化

降大雪甚至暴雪

大雪节气常在12月7日前后到来，在强冷空气前沿冷暖空气交锋的地区会降大雪，甚至暴雪，《月令七十二候集解》有云“十一月节，大者盛也，至此而雪盛也”之说。

最低温度降到0℃以下

大雪节气表示这一时期降大雪的起始时间和雪量程度，它和小雪、雨水、谷雨等节气一样，都是直接反映降水的节气。大雪之后往往会有比较大的降水量，雪下得大而且降雪的范围广。大雪之后北方的气温普遍降到0℃以下，寒气袭人，进入隆冬。

大雪节气的人体反应

血管收缩，血压升高

冬季早晨天气寒冷，血管和神经受到刺激，交感神经兴奋，血管收缩，从而增加了血液流动的阻力。一夜睡眠后，身体里的水分减少，增加了血液的黏稠度，使血压升高。

人体热能散失多

冬天的寒冷气候影响人体的内分泌系统，使人体的甲状腺素、肾上腺素等分泌增加，从而促进和加速蛋白质、脂肪、糖类三大类热源营养素的分解，以增加机体的御寒能力，这样就造成了人体热量散失过多。

大雪节气的养生原则

进补前，先养脾胃

中医认为，大雪时节，积雪冰封，万物闭藏，阳气潜伏，是人体进补的大好时节，但应注意养宜适度、养勿过偏。古曰“秋冬养阴”，阳虚病人，冬季温补阳气的同时，也应注重养阴，补充人体的阴精。阴精的充沛，也有利于阳气的生长。同时对冬不受补的人，要注意应在进补前先调理脾胃。只有脾胃功能正常了，消化吸收功能才好。

寒冬保暖防疾病

冬季气候寒冷，容易诱使慢性病复发或加重，因此应注意防寒保暖，备好急救药品。值得一提的是，南方此时正值季节转换，昼夜温差变化较大，是中风易发作的时节，患有高血压、高脂血症、糖尿病等的中风高危人群，以及曾中风已愈的人群，都要时刻警惕中风。同时还应重视耐寒锻炼，提高御寒及抗病能力，预防呼吸道疾病的发生。

要放松心情，防伤肾

中医认为，肾主前后二阴，肾藏精充于脑。大小便和神志的相关改变，一定程度的惊恐，对人体有保护作用。因为当人体警觉时，可以避免机体遭到一些危险和伤害。但过度恐惧会伤及肾气，使肾气下陷。儿童二便失禁多见，成年人如无明显肾虚而出现遗精、滑精等肾亏表现时，多与受到恐惧等因素相关。冬季的养神，主要是藏神，以使志伏。寒冷的冬天，阳气潜藏，人体的阴阳消长代谢也处于相对缓慢的水平。这也决定冬季养生重点在于“藏”。也就是人们在冬季要保持精神安静，要想办法控制自己的精神活动。

食补以温热补益、养阳滋阴为主

温热补益

天气越来越寒冷了，在寒冷的天气中选择一些温热补益的食物来调节日常饮食，以此来达到强身健体和暖身御寒的目的。可选择羊肉、牛肉、鸡肉、虾仁、桂圆、红枣等，这些食物中富含蛋白质及脂肪，产热量多，对于素体虚寒、阳气不足者尤其有益。

养阳滋阴以达阴阳平衡

元代忽思慧在《饮膳正要》中指出，冬气寒，主张进热食，并给予温补阳气类膳食。但同时还应以保阴潜阳为原则，为使“阴平阳秘”，防治上火，冬季宜配食鸭、鹅、藕、黑木耳等护阴之品，尤其是一些体弱多病、精气亏损的中老年人，以求阴阳平衡。另外，每天还应补充水果，多吃柚子、苹果等生津类水果，对抵御冬季干燥有好处。

饮食荤素搭配

冬天是进补的季节，而过量吃油腻食物，往往又会产生内热，出现痤疮、烦躁和便秘等症状，这就具备患流感的内部环境。而辛辣食物又可加重内热，稍不注意即可外感风寒。所以，饮食要合理，蔬菜水果要多吃，如大白菜、萝卜和苹果等。还可以采用食疗方法，如每天喝梨水，就可以防止天气干燥所致的口干、咽干，又有润肺止咳的功效。

进食不宜过饱

冬季饮食摄入量相对增加，但是活动量相对减少，吃得过饱容易造成气血运行不畅。因此，晚餐要适当控制，饭后要适当活动一下。若有腹胀时，可以自己按摩腹部促进胃肠道蠕动，加快食物的消化吸收，以免积食，日久便秘等。

防摔伤，早睡晚起，注意保暖

出行防摔伤

大雪节气后，天气越来越冷，雪后路滑不好走，容易摔伤。老年人摔伤以手腕、股骨等处骨折居多，年轻人则多是软组织挫伤。行人出行时则尽量放慢速度，避免滑倒。

早睡晚起

《黄帝内经》指出，“早卧晚起，以待日光”，是指冬季人们不要扰动阳气，早睡以养人体阳气，保持身体的温热；迟起以养阴气，待日出而起，可躲避严寒，用冬眠状态养精蓄锐，达到阴平阳秘，为春天做好准备。冬天要去户外活动，需等到太阳出来，而且还应该避寒就温，不要让皮肤开泄出汗。但也不要过分受热，使阳气藏而不泄。

提高御寒能力

在居室中尝试脸部、手部、足部的冷水浴，来增加机体抗寒能力。外出时要穿厚实外套，戴上口罩、帽子和围巾。

护肾经，宜泡脚通经

足少阴肾经滋养肝脏

中医认为，大雪节气对应人体的足少阴肾经，肾经是与人体脏腑器官联系最多的一条经脉。肾是先天之本，是人体健康最基础的保证。肾经的经气充足与否，和人体的健康、疾病、衰老以及容颜等关系非常密切。肾在酉时（17：00－19：00）进入储藏精华的阶段，肾经酉时最旺。此时不适宜做强度太大的运动，也不适宜大量喝水。对于肾功能有问题的人而言，在这个时候按摩肾经的穴位，效果最为明显。

泡脚胜吃补药

肾是人的根本，控制人的生长、发育、衰老，而足少阴肾经行走于足底。脚是人体经脉汇集处之一。所以脚对于全身的保养是非常重要的。用中药泡脚，不但可以促进腿部及下肢的血液循环，降低肌肉张力，缓解肌肉紧张，而且对消除全身疲劳和改善睡眠也大有好处。感冒时可在热水中加食盐约50克，50～70克生姜。泡脚时，先把脚放在热气上熏，待水温下降后再将双脚浸泡在水中互相搓擦，水凉时可续加热水2～3次，泡至全身微微汗出即可。

第二十二节

冬至

阳气初生，补肾填精不要省

《黄帝内经》冬至养生经

公历的12月22－23日，太阳黄经达270° 时就是冬至。冬至时节意味着数九寒天开始了，每9天为一个“九”。冬至太阳高度最低，日照时间最短，地面积蓄的热量最少，天气也最冷，民间有“冷在三九，热在三伏”的说法。

中医认为“气始于冬至”，冬至是养生的大好时节，此时科学养生有助于保证旺盛的精力而防早衰，达到延年益寿的目的。冬至时节的饮食宜多样化。

在精神调养方面，要尽量保持精神畅达乐观，心态平和，不要强求名利、患得患失。

冬至节气的气候变化

阳气始生

冬至日，太阳直射南回归线，北半球白天最短，黑夜最长，数九寒天从冬至开始。阴极之至，阳气始生。日南至，日短之至，日影长之至，故曰“冬至”。冬至期间，西北高原平均气温普遍在0℃以下，南方地区也只有6～8℃。

气温继续下降

冬至之前经过了夏秋两季，地面储存的热量还有存余，直到冬至，地上还有积蓄的热量向空中散发，所以近地面的气温还没有降到最低。而冬至之后，虽然太阳逐渐北移，但由于地面得到的热量变少，而向空中散发的热量多，所以气温会继续下降。

冬至节气的人体反应

阳气减弱

冬至时分，生命活动开始由盛转衰，由动转静。此节气气温骤然下降，人体不能适应这种变化，就会感受寒邪，发生疾病。而寒为阴邪，易伤人体阳气。

心血管神经脆弱

寒冷能刺激交感神经兴奋，导致交感和副交感神经的失调，使细小动脉收缩，外周血管阻力增大，同时血液黏稠度增高，血凝时间缩短，血流速度缓慢容易引起血液瘀滞或血管梗死，从而诱发中风、心绞痛、心肌梗死等危重病证。

冬至节气的养生原则

食补更重要

俗话说“药补不如食补”，食补在冬季调养中尤为重要。冬季温度低，人体为保持一定的热量，必须增加体内糖、脂肪和蛋白质等物质的分解，产生更多的能量，以适应机体的需要。因此，应适量多吃一些富含糖类、脂肪、蛋白质、维生素的食物。同时，寒冷也会影响人的泌尿系统，促使排尿的增加，较多的钠、钾、钙等矿物质随尿排出，因此要补充相应的食物。这些物质必须靠大量饮食摄入才能得以保障。

最好从中年开始进补

《黄帝内经》讲，男子在40岁以前，精力旺盛，肌肉饱满，筋骨强健；40岁后则开始出现“肾气衰”现象。而女子35岁前身体健壮，面貌娇嫩，头发生长很旺盛；35岁后，气血开始不济，面部开始焦枯，头发开始脱落。因此，正常人进补，男子宜在40岁左右开始，女子宜在35岁左右开始。具体进补方法，本着缺什么补什么的原则，可去医院请中医师确诊属于哪类症候，再选择相应的补药，使补得其所，补而受益。

增加糖类和维生素的摄取

多吃萝卜

“冬吃萝卜夏吃姜，不劳医生开药方”。萝卜具有很强的行气功能，还有止咳化痰、除燥生津、清凉解毒的功效。萝卜可与菊花茶搭配食用，有诗云“青菜萝卜糙米饭，瓦壶天水菊花茶”。萝卜的养生、保健、药用效应与菊花茶有着相融之处。

增加糖类的摄取

冬季应多吃全麦面包、稀粥、糕点、苏打饼干等糖类物质含量高的食物，既有助于御寒，又可以振奋情绪。专家建议把面食、点心类食物当作可以吃的抗抑郁剂。还可吃复合性的糖类营养品改善心情，效果虽然慢一点，但更合乎健康原则。

增加维生素的摄取

冬季缺少蔬菜，容易导致维生素的缺乏，因此饮食中应特别注意增加含维生素C的蔬果，如白萝卜、胡萝卜、辣椒、土豆等蔬菜，柑橘、苹果等水果。还要增加动物肝、瘦肉、鲜鱼、蛋类、豆类等食物，以保证身体对维生素A、维生素B_2等的需求。

防寒保暖，经常锻炼

注意防寒保暖

冬至以后，气温比较低，天气寒冷，尤其是夜晚多在0℃以下，因此白天要及时添加衣服。衣裤既要保暖性能好，又要柔软宽松，不宜穿得过紧，以利于血液循环。夜晚要多盖棉被，不要开窗睡觉。

经常锻炼身体

平时应进行适当的御寒锻炼，如平时坚持用冷水洗脸等，以提高机体对寒冷的适应性和耐寒能力。

谨防老年病复发

老年人的体温本身就低，进入冬季，体温会更低，容易诱发各种疾病。同时由于天气寒冷，血管收缩，也是老年人心血管疾病的高发期。因此，老年人应注意居室保暖，少外出；若是必须外出时，要多穿衣服以御寒。

勤搓手可防冻伤

在严冬手脚冻伤后，进屋后不要立即将冻僵的手脚放到取暖器旁边烤，或放入热水里烫泡，这样对手脚皮肤保健非常不利，日后很容易生冻疮。应在距离取暖器不远的地方，将裸露的手脚互相搓擦，使手脚的温度自然回升，待皮肤表面变红时，再移到取暖器旁或放入热水中取暖。严冬时节养成搓手的习惯对身体很有好处。搓手的方法很容易，就是双手抱拳，双手从虎口接合，双手捏紧，再移动双手转动，使双手在转动过程中手的各部分互相摩擦。

治足跟痛靠太溪穴

多种方法缓解足跟痛

中老年女性常有足跟痛，在冬季容易频发，中医认为主要是气血运行不畅、过度劳累、增长骨刺以及各种外伤等因素导致足跟软组织损伤和退行性病变，但根本原因是肾虚。按摩太溪穴可治疗足跟痛。太溪穴是足少阴肾经之腧穴，是足诊三脉要穴之一，古代又称其为“回阳九穴之一”，其重在补肾，具有明显提高肾功能的作用。顺着太溪穴可把肾经的气血引到涌泉穴。只要太溪穴被激活了，新鲜血液就会把瘀血带走，足跟自然就不痛了。除了用手指按揉太溪穴外，有时也可以使用按摩棒或木棒按揉，注意力度要柔和。

泡脚治疗足跟痛

用苏木、透骨草各30克，桃仁、红花、当归、独活各15克，乳香、没药、血竭各10克。先将药物一起加水煎煮，然后将滤过的药液倒入盆中，趁热洗脚，保持水温在50～60℃。每日2次，每次15分钟左右，10日为1疗程。另外，泡脚还可治手足冰冷。黄芪20克，红花、苏木、泽兰、生地、川椒各10克，细辛6克，当归、葛根、黄芩、酸枣仁各15克。用上药加水1000毫升煎至600毫升，去渣后倒入足浴盆，每晚睡前泡脚30～40分钟，配合脚部自我按摩手法。

刮痧治疗足跟痛

先重点刮拭阿是穴和踝部内、外侧区，每个部位都要刮到出现痧痕为宜，刮后用指端点揉阿是穴5～10分钟，需要用重手法；然后再刮拭足背、足底区；最后刮小腿内、外、后侧区和膝弯区。如果配合外敷阿是穴，会有更好的效果。

按摩太溪穴治疗手脚冰冷

冬天很多老人会被手脚冰冷困扰，刺激太溪穴能起到祛寒作用。睡前刺激太溪穴，每天坚持，症状会渐渐好转。也可以在白天，将米粒贴在太溪穴上，若能同时刺激次髎穴、涌泉穴效果更好。

第二十三节

小寒

温肾壮阳，年头年尾肾都强

《黄帝内经》小寒养生经

每年公历的1月5－7日是小寒节气。小寒时，太阳运行到黄经285°。小寒之后，开始进入一年中最寒冷的时段。俗话说，冷气积久而寒。此时，天气寒冷，大冷还未到达极点，所以称为小寒。

小寒正值“三九”，可以说是全年二十四节气中较冷的节气。中医认为“寒性凝滞，寒性收引”，因此这个时候正是关节痛、颈椎病、心脑血管疾病的高发期，这时除了要预防以上疾病之外，还要注意预防“四低”：一防低血压；二防低血糖；三防低体温；四防气低（气脱）。

小寒时节还要注意养肾、保胃。“寒为阴邪，易伤阳气”。由于人身的阳气源于肾，所以寒邪最容易中伤肾阳。可见，数九寒冬若欲御寒，首当养肾。另外，天气突然转凉，温度的降低会直接刺激人体，使得胃肠功能变得紊乱，此时不注意胃部保养，就会影响到脾胃的正常的消化和吸收。

这个时期，虽是寒冷，但阳气也在缓慢地积攒、上升，是饮食进补的大好时节。说到进补，并非吃大量的滋补品就可以了，一定要有的放矢。按照传统中医理论，滋补分为四类，即补气、补血、补阴、补阳。切不要贪恋腻厚、辛辣的食品。气候干燥寒冷，贪恋腻厚食物，很容易长出小痘痘。这一时段还是以补气润燥为主。

小寒节气的气候变化

民间有句谚语，“小寒大寒，冷成冰团”。在小寒和大寒期间，中国的大部分地区都已经进入了严寒时期，北方的土壤不再温软，已经冻结；河流不再流淌，已经封冻，再加上北方冷空气的不断南下，天气极寒。因此，这段时间被人们称为“数九寒天”。

小寒节气的人体反应

气血不通

天气寒冷，容易伤害人体的阳气，寒邪侵袭人体后，使体内经脉拘急，气血运行不畅，肌肉及关节失去了阳气的温煦及血液的滋养，以致出现肌肉关节疼痛和麻痹，也就是中医所谓的“不通则痛”及“不荣则痛”。

人体消耗大，对热能的需求增多

小寒节气的天气愈加寒冷，人体热能消耗也会明显增加，因此人们对高热量食物的需求也增加了。人体会摄入更多的富含糖类和蛋白质的食物，增加热动力，储备能量抵御严寒的侵袭，扶正固本，增强体质。

小寒节气的养生原则

数九寒天先养肾

小寒为寒邪最大的节气。中医认为，寒邪伤肾阳，肾的阳气一伤，容易出现腰膝冷痛、易感风寒、夜尿频多、阳痿遗精等现象；肾阳气虚又伤及肾阴，肾阴不足，则咽干口燥，头晕耳鸣随之而生。因此，小寒时节要先养肾。

冬季不宜乱补

寒冬腊月是进补壮阳的好时机，一些体弱多病者常服用一些壮阳药食进行调理或御寒，但是效果不一定好。补阳药食主要适用于阳虚患者，如阳痿、早泄、性欲减退等。随便或者刻意服用一些“壮阳品”，往往会对身体造成损伤，因此不宜乱服。

天寒地冻多食粥

民间有冬至吃红小豆粥，腊月初八吃腊八粥的习惯，常吃此类粥有增加热量和营养的功能，提倡晨起服热粥，晚餐节食，以养胃气。另外，还有补阳驱寒的羊肉粥、养心除烦的小麦粥、益精养阴的芝麻粥等，都适宜在冬季食用。

忌燥热和寒凉，多苦少咸

饮食温补忌燥热

冬季是四季进补的最佳时机。冬季多寒，宜食温性食物。煎、烤、炸等燥热食品应当少吃，葱也要少吃。

多苦少咸养心气

冬季饮食养生遵循“少食咸，多食苦”的基本原则，以“藏热量”为主。冬季宜多食的食物有羊肉、鹅肉、虾、韭菜、桂圆、黑木耳、甲鱼、萝卜、核桃仁等。

正确锻炼很重要

合理安排呼吸方式

冬季运动换气时，宜采取鼻吸口呼的呼吸方式，因为鼻腔黏膜有血管和分泌液，能对吸进来的空气进行加温，并抵挡住空气里的灰尘和细菌，对呼吸道起保护作用。嘴巴微微张开即可，把舌头卷起抵住上腭，让空气从牙缝中出入。

锻炼前热身运动要做好

俗话说“冬练三九”，意为此时正是人们加强身体锻炼，提高身体素质的大好时节。由于冬季人体血液流动缓慢，关节僵硬，在锻炼前一定要做好充分的准备活动，因为这时肌肉的黏滞性增高，关节的灵活性降低，运动过猛，极易发生运动损伤。可采用慢跑、擦面、浴鼻及拍打全身肌肉等方法完成运动前的热身准备。

第二十四节

大寒

防风御寒，壮腰健肾筋骨强

《黄帝内经》大寒养生经

大寒是一年中最后一个节气，在每年公历的1月20－21日。这时寒潮南下频繁，是中国大部分地区一年中最寒冷的时期，风大，低温，地面积雪不化，呈现出严寒景象。

俗话说“大寒大寒，防风御寒”，这个时节应注意保暖，外出时一定加穿外套，戴上口罩、帽子、围巾。最需要预防的是心脑血管疾病、肺气肿、慢性支气管炎。有心脑血管疾病和呼吸系统疾病的患者，在大寒节气应尽量避免在早晨和傍晚出门，以防昼夜温差较大，引起疾病发作。

在大寒节气里，人们很容易感冒。因此，要注意到室外活动不可起得太早，特别是太阳没出来之前的空气质量和室外气温都不适宜运动。此外，冬天的早晨气温过低，也是心脑血管疾病的高发时段。因此，最好等到太阳出来以后再进行户外锻炼。

早晚室内要通风换气。室内取暖时要在地板上泼些水或搭湿毛巾以保持室内的湿度。要多喝白开水，补充体内水分。中老年人可坚持脸部、手部、足部的冷水浴，来增加机体的抗寒能力。

由于大寒与之后的立春相交接，饮食上也应考虑到季节变换，以吃温性和绿色食物为主。比如鸡肉、羊肉、牛肉等，其次可选一些平补类的食物，比如莲子、芡实、薏米、红小豆、红枣、银耳等。还可多吃点黄绿色的蔬菜，如胡萝卜、油菜、菠菜等。大寒节气又是感冒等呼吸道疾病的高发期，适当多吃点温散风寒的食物，可防御风寒的侵扰。

大寒节气的气候变化

温度由低渐高

大寒时值公历1月的下半月，农历十二月的下半月，一年中最冷的时刻已经到来了。但在气象记录里，大寒的温度却不像上几个节气那样酷冷，虽然还处于寒冷时期，但温度已经开始由低渐高了。

降水稀少

大寒时节，在历史记录里有半数年份降水不到1毫米，个别年份在5毫米以上。常出现寒潮、大风天气。

大寒节气的人体反应

皮脂腺分泌物排出困难

人体皮脂腺分泌的脂肪熔点为30℃左右，到了严寒季节，皮肤脂肪几乎凝成固体状态，所以排出更加困难。因此皮肤在冬天特别干燥。

人体抵抗力极低

脏腑的阴阳气血有所偏衰，寒潮袭来对人体健康危害很大，大风降温天气容易引发感冒、气管炎、冠心病、肺心病、哮喘、心肌梗死、心绞痛、偏头痛等疾病。

大寒节气的养生原则

濡养五脏六腑

古有“大寒大寒，防风御寒”的说法，大寒时节气温较低，人体的新陈代谢变缓，五脏六腑既需要吸收充足的养分来抵御风寒，又要迎接立春的生发之气。同时，由于大寒是冬季的最后一个节气，为脾所主。因此，此时养生的关键是补气养血，濡养脏腑，并注意养血、养阴等。

蓄养精锐护阳气

冬季寒气笼罩，此时调神，当以收敛、封藏为主，以保护人体阳气，使其闭藏、内养而不被打扰，神气不外露，以蓄养精锐，来年方能体态安康。要做到早睡晚起，等到日光出现时起床才好，不要让皮肤开泄出汗，汗出过多会耗伤阳气。

大寒食补宜辛温、藏热量

多食辛温食物

在这一年间最冷的时节里，人们在加强身体锻炼的同时，饮食方面更要多加注意。应多摄入富含糖类和脂肪的食物，如牛肉、羊肉、鸡肉等。此外，大寒期间是感冒等呼吸道传染性疾病的高发期，寒气容易刺激脆弱的呼吸道，引起呼吸道疾病。此时应适当多吃一些能祛风寒的食物，以防御风邪的侵扰。这个时节以温补为主，不妨多吃红色蔬果及辛温食物，如红辣椒、红枣、胡萝卜、樱桃、红色甜椒、红苹果等红色蔬果，能增加人体的热能，使体温升高，抵抗感冒病毒，加速身体康复。

藏热量，补充维生素

大寒养生的基本原则应以“藏热量”为主。植物的根茎是蕴藏能量的仓库，多吃根茎类的蔬菜，如芋头、红薯、山药、土豆等，其含有丰富的淀粉及多种维生素、矿物质，可快速提升人体的抗寒能力。

多晒太阳，保湿不能少

每天坚持晒太阳

冬季晒太阳对人体好处很多。首先，冬季人的体温较低，晒太阳能让人感觉温暖，促进血液循环和新陈代谢，使人心情愉快；其次，晒太阳能增强人体对钙和磷的吸收，有效预防骨质疏松；再次，晒太阳对类风湿性关节炎、贫血患者恢复健康有一定的益处。应选择10：00前或15：00后的黄金时段，每天坚持晒30～60分钟为宜。

《黄帝内经》
十二时辰和二十四节气养生

文字撰稿

田元祥

封面设计

阮剑锋

版式设计

阮剑锋

天天健康